Fach-
buch
Klett-Cotta

Zu diesem Buch

Kleine Intervention – große Wirkung ist das Prinzip der »100 Schlüsselsätze« für die Paartherapie. Sie bilden eine Essenz der jahrzehntelangen Praxiserfahrung des Autors. Alle Sätze sind in eine griffige Fallgeschichte integriert und werden durch Hintergrundinformationen ergänzt: Paartherapie live als kleines Lehrbuch für BeraterInnen und betroffene Paare gleichermaßen.

Klienten gelingt es oftmals gerade durch kurze und überraschende Interventionen in der Therapie, neue Perspektiven und Lösungsansätze für das eigene Problem zu finden. »kurz & wirksam« stellt in kompakter Form die effektivsten Kurzinterventionen praxisnah und bündig vor.

Hartwig Hansen

Lieben ist schöner als Siegen

Paartherapie live in 100 Schlüsselsätzen

Klett-Cotta

Keine der in diesem Buch beschriebenen Personen gibt es in der Realität – außer mir. Namen und biografische Daten wurden verändert und anonymisiert, um die Verletzung von Persönlichkeitsrechten auszuschließen. Die verwendeten Buchstaben stehen für Paare, die gemeinsam in die Beratung kommen. Sie müssen nicht automatisch verheiratet sein und den gleichen Namen tragen.

Klett-Cotta
www.klett-cotta.de

Printed in Germany
Cover: Jutta Herden, Stuttgart
unter Verwendung eines Fotos von © Adobe Stock/Drepicte
Gesetzt aus der Documenta von Kösel Media GmbH, Krugzell
Gedruckt und gebunden von Friedrich Pustet GmbH & Co. KG,
Regensburg
ISBN 978-3-608-89235-2

Bibliografische Information der Deutschen Nationalbibliothek
Die Deutsche Nationalbibliothek verzeichnet diese Publikation in der Deutschen Nationalbibliografie; detaillierte bibliografische Daten sind im Internet über <http://dnb.d-nb.de> abrufbar.

Inhalt

»Alle glücklichen Ehen sind einander ähnlich – jede unglückliche Ehe ist auf ihre Weise unglücklich.«
Erster Satz aus dem Roman Anna Karenina von Leo Tolstoi (1828–1910) (im Original heißt es »Familien« statt Ehen)

»Darin besteht die Liebe.
Dass sich zwei Einsame beschützen und berühren und miteinander reden.«
Rainer Maria Rilke (1875–1926)

»Das einzig Wichtige im Leben sind die Spuren der Liebe, die wir hinterlassen, wenn wir gehen.«
Albert Schweitzer (1875–1965)

Einleitung: Mein Kompass der vier großen A

Nur mal angenommen, ich hätte alle Beratungen mit Paaren und Familien in den letzten Jahrzehnten mit einer Kamera dokumentiert, dann wäre dieses Buch als eine Art Zitatenschatz aus einem geordneten Videoarchiv entstanden. Wie haben die Paare und ich interagiert? Welcher Satz, welche Frage, welche Intervention hat welche Wirkung erzielt? Was von meinem persönlichen Stil ist vielleicht hilfreich für andere Profis und was davon sollte ich »kurz & wirksam« in einem Buch zusammenstellen?

Da ich natürlich keine Kamera in meiner Praxis mitlaufen lasse, musste ich auf mein »Erinnerungsarchiv« zurückgreifen und habe überlegt: Wie machst du das eigentlich in der Beratung – am spannenden Anfang, in der turbulenten Mitte, zum hoffentlich guten Schluss? Welche Sätze und Fragen verwendest du regelmäßig, welche sind schon zu immer wieder wirksamen Schlüsselsätzen geworden? Schreib das alles mal spontan auf!

Im ersten Anlauf, nach einer kreativen Nacht mit wenig Schlaf, waren das schon fast 70 unsortierte Ideen und Interventionen. Mein Bauchgefühl sagte mir: Das kann was werden, mach mal weiter.

Was es geworden ist, liegt jetzt vor Ihnen.

Ich habe weiter im »Archiv« gekramt, gesammelt, geordnet und bald gemerkt: Dieses Buch hätte gerne doppelt so viele Seiten haben können …

Während des gedanklichen Sortierens habe ich das *Konzept der vier großen A* entwickelt, eine Art persönliches Beratungs-Theorem.

Ich fragte mich nämlich nicht nur: Was hast du alles schon mal Strukturierend-Wirkungsvolles in den Beratungen gesagt? Sondern auch: *Warum* hast du das gefragt? Mit welcher *Haltung* sitzt du den Paaren gegenüber und welche wechselnden *»Hüte«* setzt du während der meist 90 Beratungsminuten auf, welche *Rollen* nimmst du ein?

Ich möchte Ihnen gerne die vier großen A der (Paar-) Beratung als meinen inneren Kompass vorstellen. Über sie steht vieles in diversen klugen Büchern, so zusammengestellt finden Sie es hier, denke ich, zum ersten Mal:

Das *erste* große Kompass-A lautet: **Ankoppeln.**

Also konkret: Anschließen an das, was von den Ratsuchenden gesagt oder anderweitig kommuniziert wird. Es empathisch aufnehmen, vielleicht wiederholen, vielleicht beantworten oder ergänzen, vielleicht auch mal positiv umdeuten – und mit allem signalisieren: *Ich habe gehört, was Sie gesagt haben!* Dieses Ankoppeln als Rollenvorbild für die Paarkommunikation zu vermitteln, ist zugleich ein zentrales Anliegen von Beratung.

Das *zweite* große Kompass-A steht für: **Am Auftrag arbeiten.**

Was nützt es, an dem »vorbeizuberaten«, was das Paar als Anliegen mitbringt?

Herzlich wenig (auch wenn es immer wieder versucht wird)! Also ist klar: Es geht möglichst genau um die Fragen, Sorgen, Kümmernisse und Erlebnisse von Frau und Herrn X, die sie veranlasst haben, eine Beratung aufzusuchen.

Was will wer anders, im Leben und in der Partnerschaft? Was soll passieren, in der Beratung und was zu Hause? Was ist das Anliegen von Frau X, wie lautet der Auftrag von Herrn X? Und gibt es ein gemeinsames Ziel?

Da kommt oft schon einiges zusammen. In der Folge wird es darum gehen, an diesen Aufträgen entlangzuarbeiten und sie im gemeinsamen Gespräch immer wieder zu überprüfen und eventuell nachzujustieren. Fazit: Ohne Auftragsklärung und -überprüfung kein Erfolg!

Das *dritte* große Kompass-A bedeutet: **Aufmerksamkeit fokussieren.**

Es ist – einfach gesagt – die Essenz von Beratung: Jede Intervention lenkt die Aufmerksamkeit der Gesprächspartner/innen auf einen bestimmten Sachverhalt, auf ein Erlebnisfenster im Gestern und im Heute, auf eine spezielle Form der Beziehungsgestaltung.

So kann ich Ihnen jetzt auch anhand der 100 Aufmerksamkeitsfokussierungen in diesem Buch sein Inhaltsverzeichnis und damit seine Struktur vorstellen:

In der Paarberatung geht es nach dem anfänglichen »Ankoppeln« und der Auftragsklärung immer wieder um Fragen wie *»Wie ist das eigentlich bei Ihnen? – Wie machen Sie das konkret?«* (→ Schlüsselsätze 8 ff.).

Oder ich erkundige mich nach den *Vorerfahrungen und Prägungen*, die die Partner/innen in die Beziehung mitbringen (→ 28 ff.), wohl wissend, dass wir alle aufgrund von erlernten Mustern unsere Beziehungen gestalten und unter Stress reagieren. Da ist es spannend, die Unterschiede im Erleben und bei der persönlichen Lösungssuche durch gezieltes Fragen offenzulegen und damit nachvollziehbar und verstehbar zu machen, ohne das individuelle Erleben zu bewerten oder gar abzuwerten.

Das erfordert akkurates Zuhören und Formulieren, sodass ich die Aufmerksamkeit oft auch auf *sprachliche Feinheiten* lenke (→ 43 ff.).

Und zwischendurch zucken mir *Ideen* durch den Kopf, die ich dann in *Inputs* verwandeln kann, um die Aufmerksamkeit auf Zusammenhänge, grundsätzlich Wichtiges in Beziehungen oder bisher Ungesagtes zu fokussieren bzw. durch das Angebot von Übungen neue Aha-Erlebnisse zu ermöglichen (→ 60 ff.).

Für den Fall, dass sich die Beratung festgefahren anfühlt oder meine Verwirrung zu groß wird (manchmal auch meine Langeweile von immer demselben), habe ich beim »Archivkramen« auch ein paar Optionen für *Notausgänge* gefunden, mit denen willkommene *»Verstörungen«* von Verhalten und Beteiligten möglich werden (→ 88 ff.).

Die letzten drei Schlüsselsätze zielen dann auf die jeweilige Zeit *»bis zum nächsten Mal«* (→ 98 ff.).

Während all dieser Abläufe geschieht immer wieder – mal im Kleinen, mal im Großen, mal unbemerkt, mal explizit – das *vierte* große Kompass-A.

Das steht für: **Auswirkungen überprüfen** und meint so viel wie: Wie ist das Gesagte »auf der anderen Seite« angekommen? Was haben die Beteiligten genau gehört? Wie reagiert Herr Y auf die Aussage von Frau Y? Was folgt daraus?

Wo gibt es Anzeichen für Missverständnisse, Distanzierung oder Misstrauen, aber andererseits auch für Bewegung, für Zustimmung, für Entgegenkommen, für neue Beziehung?

Wie können »Auswirkungen« formuliert, konsensfähig gemacht und festgehalten werden?

Und wie können mögliche Auswirkungen von einem neuen, respektvolleren und kooperativeren Verhalten gedanklich vorweggenommen (man sagt wohl antizipiert) werden und – weil positiv und lange ersehnt – Hoffnung stiften?

Diese *Rückkopplungsschleifen* als viertes großes A sind die Grundmelodie von Beratung. Sie kreieren erst Verständigung, laufen fast automatisch ab und variieren mit den drei vorher genannten A in wechselnder Reihenfolge oder vermischen sich sogar miteinander.

Ich kann nämlich sehr gut mit einer Frage nach den Auswirkungen Anschluss machen oder mit einem Überprüfen, wie weit der Auftrag bereits erfüllt ist, die Aufmerksamkeit dafür erneut schärfen etc.

Mehrfache Mischformen sind also durchaus möglich und sinnvoll – hier noch einmal mein Beratungs-Kompass im Überblick:

Die vier großen A der (Paar-)Beratung lauten:

1. **Ankoppeln**
2. **Am Auftrag arbeiten**
3. **Aufmerksamkeit fokussieren**
4. **Auswirkungen überprüfen**

und dabei alles immer wieder von vorne, nachjustiert und neu kombiniert.

Andernorts habe ich dazu einmal folgendes Fazit formuliert: Paarberatung ist eine Mischung aus einfühlsamer Moderation, Vermittlung von Informationen zu Kommunikation und Beziehungspflege sowie der Begleitung in neue Erlebnis- und Wachstumsräume.

Das finde ich nach wie vor stimmig. Wie all das konkret aussieht, finden Sie beispielhaft auf den folgenden Seiten. Sie werden dort meine Formulierungen, meinen Sprachduktus finden. Sie werden sehen, dass dies alles nur Anregungen sind, weil Sie in Ihren Beratungen Ihre eigenen Schlüsselsätze finden müssen und werden.

Ich habe die 100 Interventionen in der Regel in anonymisierte Live-Sequenzen eingebettet – sozusagen »richtig aus dem Leben gegriffen« – und zum besseren Wiederfinden fett hervorgehoben.

… und viele Hüte

Während des Nachdenkens über das, was ich in der Paarberatung alles so mache, tauchte immer wieder die schon erwähnte Frage auf, welche Rollen ich dabei einnehme.

Je länger ich nachdachte, desto mehr Spaß hatte ich daran, die *Hüte* (oder sind es eher *Mützen* oder *Brillen*?), die ich abwechselnd aufsetze, bildhaft zu beschreiben:

Beim Einstieg stelle ich mich als eine Art *Tourguide* oder *Expeditionsleiter* vor und zur Verfügung.

Zwischendurch bin ich (hoffentlich) einfühlsamer *Strukturierer* und *Zusammenfasser*, dann wieder werde ich zu einem neugierig-interessierten *Historiker* oder *Archäologen für Herkunftsfamilien und Beziehungs(vor)erfahrungen*.

Immer mal wieder werde ich zum *Floskel-Detektiv* bzw. *Phrasen-Spezi*.

Manchmal biete ich mich auch als stimmungsaufhellenden *Spaßmacher* an – nach dem Motto: Nimm das Leben nicht zu leicht, aber auch nicht zu schwer!

Mittlerweile widerspreche ich auch gar nicht mehr, wenn Herr Z mal sagt: »Sie sind doch der *Beziehungsexperte*.« Dann antworte ich: »Das stimmt, und trotzdem müssen Sie mir noch erzählen, wie es bei Ihnen läuft. Das kann ich nämlich nicht wissen. Wenn Sie Ihr Auto in die Werkstatt bringen, sagen Sie ja auch, welches Geräusch genau Sie irritiert.«

Oft trage ich die Mütze des *Brückenbauers* oder des *Entwicklungshelfers* und vor allem des *Dolmetschers* in den Sprachen Frau – Mann bzw. Mann – Frau. Manchmal auch die eines nachdenklichen *Visionärs*, der fragt: *»Was wäre wohl, wenn …«*

Die meiste Zeit verbringe ich in der Beratung allerdings mit dem Hut auf dem Kopf, auf dem steht: *»Ich mache Ihnen folgenden Vorschlag. Und Sie schauen, ob er für Sie passt.«*

Mit diesem Hut auf habe ich auch dieses Buch geschrieben. Es ist ein sehr persönliches Buch mit persönlichen Interventionsvorschlägen aus meinem »Beratungsarchiv« geworden – machen Sie es bitte zu Ihrem persönlichen Buch! Dabei wünsche ich viel Spaß!

Hartwig Hansen, Hamburg

PS: Vielen Dank an Cornelia Hansen, Christine Treml und Thomas Wittek für wertschätzende Rückmeldungen und wertvolle Anregungen. Ich freue mich auf Ihre Eindrücke nach der Lektüre (→ viertes großes Kompass-A)!

1. Anfangen

1 *»Jedem Anfang wohnt ein Zauber inne«* heißt es ja in dem berühmten Stufen-Gedicht von Hermann Hesse (1877–1962).

Es ist auch jedes Mal wieder spannend, wie die Gesichter zu den Stimmen aus den Kontaktanbahnungstelefonaten und deren jeweiligen Partnern aussehen. Jetzt wird es konkret mit einer neuen Beratung, und das Paar ist, nehme ich an, ein bisschen aufgeregter als ich.

So ist häufig die erste Frage – nach Türöffnen und Begrüßung, noch beim Mantelablegen im Praxisflur – eher profan: »Wo finde ich bei Ihnen die Toilette?«

Diese wiederum eröffnet die Chance, mit dem verbleibenden Partner über Parkplatzsuche und Wetterlage plaudernd den ersten Kontakt aufzunehmen. (→ erstes Kompass-A)

Dann sitzen wir zu dritt im Beratungsraum, und ich lasse ein paar Atemzüge Zeit, damit das Drumherum mit Blicken erkundet werden kann. Ja, das große Fotopanorama an der Wand, der Leuchtturmkalender, das Bücherregal, die Stofftiere … Es kann losgehen.

Nach Austausch der relevanten Informationen zum Rahmen der Beratung folgt dann meine erste Vergewisserungsintervention: **»Haben Sie eigentlich noch Fragen zu mir oder zum Vorgehen?«**

Sie ist eher ein Signal: Keine Bange, hier ist es sicher. Hier sind alle Fragen erlaubt und willkommen. Nur zu!

Und dann geht der Zauber los.

2 Aus dem Vorgespräch am Telefon weiß ich, was Frau A. auf dem Herzen hat. Sie hatte gesagt: »Ich leide darunter, dass es so still geworden ist zwischen meinem Mann und mir. Ich weiß gar nicht, ob er sich überhaupt noch wirklich für mich interessiert.«

Jetzt ergreift sie das Wort, fragt: »Willst du anfangen?« und schaut zu ihrem Mann.

Der zögert einen Moment, schüttelt minimal den Kopf und meint: »Nee, mach du ruhig.«

Der Klassiker … sowohl das Anliegen von Frau A. als auch der Beginn.

»Okay, ich versuch's mal«, sagt Frau A. und formuliert in freundlich gesetzten Worten ihr Leid, das sich in den letzten Jahren in ihre Ehe geschlichen habe. Sie endet mit der Frage: »Und was meinst du jetzt dazu?« Wieder schaut sie hinüber zu ihrem Mann.

»Ich höre eine stetige Anklage von dir, und ich weiß nicht, was ich noch machen soll«, kommt jetzt die erste – eher verzagte – Antwort.

Ich steige ein und greife auf eine bewährte Frage zur ersten Zielbestimmung zurück: »Vielen Dank an Sie beide! **Stellen Sie sich bitte einfach mal vor, das klappt heute ganz gut mit dem Kennenlernen, die Chemie stimmt und wir arbeiten gut zusammen. Am Ende gehen Sie zufrieden hier raus – was wäre dann anders?«**

Frau A. antwortet: »Dann hätte ich wieder ein bisschen Hoffnung, dass mein Mann und ich eine gemeinsame Zukunft haben.«

Hoffnung – der zweite Klassiker als zweites Kompass-A. Da könnte was gehen. Herr A. überlegt noch.

3 »Ich hätte vielleicht wieder ein bisschen mehr das Gefühl, dass meine Frau mich noch mag und nicht alles schlecht ist, was ich mache«, sagt jetzt Herr A.

»Sie würden wieder merken, dass Ihre Frau Sie mag«, wiederhole ich, »das geht ja auch in Richtung wieder Hoffnung schöpfen, oder?«

»Ja, kann man sagen«, meint Herr A. trocken.

Mir scheint es in der Paarberatung besonders wichtig zu sein, nach dem ersten »Abtasten« griffige Formulierungen für kleine Erfolge zu erfragen, die tatsächlich die Hoffnung nähren, hier gemeinsam etwas erreichen zu können. Diese Ziel-Sätze notiere ich mir (manchmal mache ich das auch für alle sichtbar am Flipchart). So kann ich im Laufe der Sitzung(en) immer wieder Bezug auf sie nehmen und das Erreichen des Anliegens überprüfen.

Eine gute Option, das »Wir sind festgefahren«-Gefühl aufzulockern, beruht auf der Erfahrung, dass die Entscheidung zur Beratung in der Regel bereits positive Kräfte freisetzt. So frage ich jetzt auch das Ehepaar A.: **»Was hat sich zwischen Ihrem Entschluss, mich anzurufen, und der heutigen ersten Sitzung in Ihrem Leben bzw. Ihrer Beziehung schon geändert?«**

Diesmal ist Herr A. mutiger: »Wir haben tatsächlich darüber gesprochen, wie es weitergehen kann. Und wir haben uns darauf geeinigt, dass wir es weiter zusammen versuchen wollen. Wir müssen nur einfach wieder mehr ins Gespräch kommen, glaube ich.«

»Vielen Dank! Ich versuche mein Bestes, Sie dabei zu begleiten.«

4 Eine weitere gediegene Einstiegsmöglichkeit ist gleichzeitig verbunden mit dem Signal: Es liegt in Ihrer Hand, was hier und heute zum Thema wird. Meistens ist ja schon die gemeinsame Fahrt zur Beratung Teil derselben. Das Paar stimmt sich ein und optimalerweise schon ab. So frage ich oft und nicht nur in der ersten, sondern auch gerne in den folgenden Sitzungen: **»Was haben Sie auf der Fahrt hierher miteinander besprochen, was heute hier passieren soll?«**

Heute sitzt mir ein neues Paar gegenüber, und Frau B. antwortet: »Über die Sitzung haben wir nicht gesprochen. Wir haben eher darüber gestritten, warum wir wieder so spät losgekommen sind.«

Jetzt könnte ich bereits die Option »Zeigen Sie mir das bitte mal …« (→ 66) ins Spiel bringen oder unbeirrt erwidern: »Sie können viel Zeit und Geld sparen, wenn Sie vorab miteinander abstimmen, was Sie hier ansprechen möchten.«

»Na, gut«, traut sich Herr B. aus der Deckung. »Wir können uns nicht einigen, wie wir mit meinen Eltern umgehen sollen.«

»Und weil du dich gegen deine Mutter nicht durchsetzen kannst, wenn sie anruft, sind wir auch zu spät losgefahren. Das nervt.«

»Weiß denn Ihre Mutter bzw. Schwiegermutter, wo Sie hinwollten?«

»Natürlich nicht«, sagt Frau B., »das würde sie nicht verstehen.«

»Genau«, setzt jetzt Herr B. nach, »das ist eben alles nicht so einfach, wie du das immer darstellst.«

»Das glaube ich sofort …«, sage ich.

5 Und nach einer Pause: »Kann es vielleicht auch sein, dass Ihre Mutter bzw. Schwiegermutter gar nicht der zentrale Knackpunkt Ihrer Sorgen ist? **Was, meinen Sie, ist das wichtigste Anliegen Ihrer Frau in dieser Beratung?«**

»Das ist einfach. Dass ich das mache, was sie mir sagt.«

»Blödsinn«, kontert Frau B. ungehalten. »Ich möchte gerne, dass du verstehst, wie es mir geht.«

»Sie möchten gerne verstanden werden von Ihrem Mann. Und woran genau würden Sie das merken, dass er sie versteht?«

»Dass er mir einfach mal richtig zuhört.«

»Sag ich doch«, ist Herr B. jetzt wieder im Meckermodus. »Ich soll es so machen, wie du es willst.«

»Da geht's offenbar schon los«, sage ich. **»Was, meinen Sie, Frau B., ist das wichtigste Anliegen Ihres Mannes in dieser Beratung?«**

»Dass ich ihn noch mehr in Ruhe lasse.«

»Ist das so, Herr B.? Im Moment sitzen Sie ja gemeinsam hier.«

»Nein, ja, Ruhe haben auch. Aber vor allem bin ich deine Vorhaltungen leid. Ich kann mich nicht einfach von meiner Mutter verabschieden. Das ist nun mal meine Mutter. Und wenn sie anruft, will ich sie nicht gleich wieder abwürgen.«

»Ja, deiner Mutter hörst du ausgiebig zu.«

Noch kommt das Ehepaar B. offenbar nicht wirklich zu einer Verständigung. Das zentral wichtige *Beratungsinstrument des zirkulären Fragens* ist aber schon mal eingeführt (Literatur → Simon und Rech-Simon; u. a.).

6 Anfangssequenzen sind – gefühlt – oft ungeordnet und chaotisch.

Einen für alle angenehmen Kontakt herstellen, Sicherheit ausstrahlen und vermitteln, den Rahmen genau abstecken, Anliegen klären und erste Teilziele festlegen, alle ausreichend zu Wort kommen lassen. Steuern, aber nicht dirigieren.

Schon mal eruieren, ob das Paar sich über zu klärende Themen verständigt hat, wie es überhaupt »im Gespräch miteinander« ist, wie es mit dem gegenseitigen Zuhören bestellt ist, wie die Beteiligten auch nonverbal aufeinander reagieren. All das ist im Einstiegsprozess enthalten.

Es werden die ersten Dissonanzen, Kränkungen, Machtspiele sicht- und spürbar.

Wie viel Feuer, wie viel Resignation ist im Spiel? Es gibt viel zu »scannen«, und parallel gilt es, einen ersten roten Faden aufzunehmen, den das Paar anbietet.

Als ein Universalmittel für beginnende Turbulenzen hat sich die ruhig vermittelte Formulierung bewährt: **»Wir haben sehr viel vor, also müssen wir ganz langsam vorgehen.«**

Es geht nicht alles gleichzeitig, Klärung braucht Zeit und Geduld. Verständigung und Übereinkunft brauchen ruhige Botschaften, aufmerksames Zuhörenkönnen und viele kleine abgestimmte Schritte der Rückkopplung.

Ich habe es noch nicht erlebt, dass die erwähnte »Zauberformel« ihre Wirkung verfehlt.

»Langsam vorgehen«, wiederhole ich. Ich brauche die Erlaubnis des Paares, das Tempo des Geschehens zu bestimmen.

7 Einen einprägsamen Satz meines Ausbilders Martin Kirschenbaum (1928–2012) habe ich als Marschroute in den Anfangsturbulenzen verinnerlicht. »Im Prinzip ist es ganz einfach«, hatte er damals gesagt, »das Ziel der ersten Sitzung ist es, dass die Klienten zur zweiten Sitzung wiederkommen.«

Beim Ehepaar A., das etwas gegen die schleichende Stille unternehmen will, hat das schon mal geklappt. Nun bin ich neugierig und beginne mit den Worten: »Heute kann ich die Gelegenheit nutzen, meine Standardfrage für die zweite Sitzung zu stellen.« Frau A. und ihr Mann schauen mich gespannt an.

»Sie lautet: **Haben Sie noch einmal über unsere erste Sitzung gesprochen?«**

Nicht besonders spektakulär – mag sein, aber wirkungsvoll.

Ich hatte ja versprochen, dass ich das Paar bei einer möglichen Wiederannäherung im Gespräch begleiten könne. Nun frage ich einfach nach: Was haben Sie beim Austausch erlebt?

Die erste Aufmerksamkeitsfokussierung (→ drittes Kompass-A) der zweiten Sitzung: Wann und wie sprechen Sie miteinander?

»Als wir hier das letzte Mal rausgingen«, antwortet nun Frau A. mit leichter Stimme, »hat mein Mann gesagt: ›Gut, dass wir den ersten Schritt gemacht haben.‹ Darüber habe ich mich sehr gefreut.«

Das Fundament scheint gelegt zu sein, die Arbeit kann beginnen. Was macht genau dieses Paar aus? Was hat es erlebt? Und dabei auf die Suche nach Prägungen und Ressourcen gehen … Und die Hoffnung nähren!

2. Wie ist das eigentlich bei Ihnen?

8 Eine der größten Ressourcen von zwei Menschen, die sich zusammengetan haben, ist sicherlich die (Erinnerung an die) erste Zeit ihrer Liebe. Es passt nicht immer gleich zu Beginn einer Beratung, das Paar nach dem Zauber dieser Anfangszeit zu fragen, auf kurz oder lang ist die Frage **»Wie haben Sie sich eigentlich kennengelernt?«** aber einfach ein Muss!

In der Regel verändert sie beobachtbar sowohl die Gesichtszüge der Beteiligten als auch die Stimmung im Raum. Manchmal ist sogar ein leises Kichern zu hören oder ein verschmitztes Schmunzeln zu sehen. Wie heute mit einem neuen Paar.

Frau C. erinnert sich: »Gehört hatte ich von Thomas schon lange, bevor wir uns überhaupt das erste Mal gesehen haben. Meine damalige beste Freundin, die mit ihm zusammenarbeitete, hatte schon viel von ihm erzählt. Und auf ihrer Geburtstagsfeier sind wir uns dann begegnet.«

»Und wer ist damals auf wen zugegangen?«, frage ich.

»Ich glaube, ich habe erst mal abgewartet. – Was hast du noch genau zu mir gesagt?«, lächelt Frau C. ihren Partner an.

»Du bist also die berühmte beste Freundin von Janett?!« Herr C. ist offenbar in Gedanken wieder auf der Party.

»Ja, genau. Fand ich damals nicht so toll, aber immerhin, das Eis war gebrochen. Und Thomas wirkte wirklich ganz aufgeräumt.«

»So, so, aufgeräumt. Geht's etwas genauer?«, hakt Herr C. nach.

»Ich mochte halt, wie du gesprochen hast. Und dass du irgendwie aufmerksam warst.«

9 Aufgeräumt, angenehmes Sprechen, aufmerksam. Das sind schon ein paar Perlen. »Danke«, sagt Herr C. nun gut gelaunt. »Ich fand dich ja auch gleich interessant.«

»Was fanden Sie denn auf dieser Geburtstagsfeier besonders interessant an Sarah?«, frage ich und sehe, dass Frau C. das auch gerne noch mal hört.

»Du sahst mega aus! Ich wusste gar nicht, ob ich mich trauen würde, dich anzusprechen. Und dann haben wir über den Film *Wie im Himmel* gesprochen und fanden den beide toll. Das weiß ich noch.«

»Ja, wie im Himmel …«, ergänzt Frau C. und wirkt dabei versonnen-abwesend.

Ich warte einen Moment, um die Stimmung nicht zu stören. Das Paar C. scheint die wachgerufenen Gefühle der ersten Anziehung zu genießen – und das ist Balsam.

Warum waren sie eigentlich zur Beratung gekommen?

Jetzt nicht die Probleme »aufwärmen«, sondern die »Wärme des Augenblicks« bewahren! Das heißt ankoppeln und mitgehen zu den Details der Geburtstagsparty.

Wir kommen richtig munter ins Plaudern, bis ich schließlich fragen kann: **»Und wann haben Sie sich dann entschieden, ein Paar zu werden?«**

»Das war nach unserem Kuss auf dem Stadtparksee irgendwie klar«, antwortet Frau C. »Thomas hatte vorgeschlagen, ein Ruderboot zu mieten.«

»Und dann ist es halt passiert«, ergänzt Herr C. lakonisch und schmunzelt.

»Hat Janett dann gesagt: ›Ich hab's doch gewusst‹?«, wende ich mich an Frau C.

»Ja, so ähnlich. Die hat sich mit uns gefreut.«

10 Seit dem Kuss auf dem Stadtparksee sind jetzt acht Jahre vergangen, und seit etwa vier Jahren ist Frau C. zunehmend unglücklich. »Thomas will halt keine Kinder, und ich schon.« So hatte sie es zu Beginn auf den Punkt gebracht. Beide erleben eine Blockade, obwohl sie sich »insgesamt sehr gut verstehen«.

Heute versuche ich es – anknüpfend an unseren Gedankenausflug zur Geburtstagsparty und zum Stadtparksee – mit einer weiteren Basisfrage der Paarberatung.

»Was würden Sie sagen: **Was bedeutet Ihnen Ihre Partnerin, Herr C.?** – und überlegen Sie bitte, Frau C., auch einmal umgekehrt.«

Herr C. reagiert sofort: »Alles! Ich liebe sie von ganzem Herzen.«

Ich schaue hinüber zu Frau C. und sehe, wie sie um Fassung ringt. Sie greift zum Papiertuchhalter auf dem Beistelltisch und tupft ihre Tränen ab.

Dann fragt sie leise: »Und wieso willst du dann nicht, dass wir zusammen Eltern werden?«

Der Kopf von Herrn C. sinkt auf seine Brust. Dabei schüttelt er ihn hin und her.

Wir befinden uns offenbar bereits im Zentrum des ohnmächtigen Konflikts.

»Sie lieben Ihre Partnerin von ganzem Herzen«, wiederhole ich.

»Ja«, sagt Herr C., und sein Kopf hebt sich wieder.

»Und ich sehe, dass Ihre Partnerin trotzdem sehr traurig ist …«

»Ich weiß …«

»Und das lässt Sie verzagen«, ergänze ich und wende mich

nun an Frau C.: »Thomas sagt, Sie bedeuten ihm alles. Spüren Sie das?«

»Ich weiß es nicht. Manchmal zweifle ich daran.«

»Und was, würden Sie sagen, bedeutet er Ihnen?«

»Ja, auch sehr viel. Nur verstehe ich ihn nicht, glaube ich.«

*

11 Jetzt nicht runterziehen lassen! Das gilt ja ohnehin in verfahrenen Situationen. Es gibt diverse Möglichkeiten, weiter vorzugehen. Ich könnte einsteigen und Herrn C. fragen, warum er keine Kinder haben möchte – werde ich wahrscheinlich auch noch tun –, oder Frau C., warum sie meint, nur glücklich mit Kindern zu werden – ich weiß noch nicht, ob ich das tun werde. Ich entscheide mich heute für eine neue Aufmerksamkeitsfokussierung, indem ich frage: **»Kennen Sie eine vergleichbare Situation wie jetzt auch aus Ihrem Alltag zu Hause?«**

Diese Frage hebt das Paar zwar nicht komplett aus ihrem momentanen emotionalen Tief, schlägt aber den Bogen zu dem bisherigen Erleben und den Erfahrungen, wie beide mit unlösbar scheinenden Konflikten umgegangen sind.

Anschließen könnte ich Fragen wie: »Und was haben Sie dann konkret gemacht?« Oder: »Was würde Ihnen in so einer Situation helfen?« Oder: »Wie schaffen Sie es dann, die Verbindung zueinander nicht zu verlieren bzw. wieder aufzunehmen?« (→ 76)

Also erst mal nicht tiefer in den Konflikt einsteigen, sondern sich erkundigen nach hilfreichen Erfahrungen *im Umgang* mit einem Dauerkonfliktthema. Der unerfüllte

Kinderwunsch wird uns ohnehin weiter begleiten. Da bin ich sicher. (Weitere Notausstiegsfragen → 88 ff.)

*

12 Heute kommt das Ehepaar A. (→ 2 f.) etwas weniger betrübt in die Sitzung als beim ersten Mal. Beide hatten sich ja gewünscht, wieder mehr ins Gespräch zu kommen.

Das Paar ist in der »Empty-nest-Phase«, die zwei Kinder sind in den letzten Jahren zum Studieren in andere Städte gezogen, und Frau A. ist wieder berufstätig geworden. Sie hat eine Halbtagsstelle in einer Vertriebsfirma für medizinische Spezialgeräte gefunden. Herr A. ist seit vielen Jahren bei einer großen Versicherungsgruppe angestellt.

»Manchmal fühle ich mich ganz leer neben meinem Mann«, sagt nun Frau A. »Wenn wir abends zusammen vor dem Fernseher sitzen, frage ich mich oft, ob das jetzt immer so weitergeht. Das möchte ich nämlich nicht. Dafür finde ich uns einfach noch zu jung.«

»Wussten Sie das?«, wende ich mich jetzt an Herrn A.

»Ja, schon. Ich finde unsere Fernsehabende aber gar nicht so schlimm.«

Der Leidensdruck scheint bei den A.s nicht unbedingt gleich verteilt zu sein. Aber wer weiß? Ich versuche es noch einmal anders: »Sie sagten, Sie seien jetzt 23 Jahre verheiratet. Alle Achtung! Und am Anfang weiß man ja noch gar nicht, wie sich das nach so vielen gemeinsamen Jahren anfühlen wird. Wichtig sind da, glaube ich, die Signale, dass man sich noch zusammengehörig fühlt. Darum frage ich einfach mal: **Wie zeigen Sie sich im Alltag gegenseitig Ihre Zuneigung?«**

Ich schaue in zwei nachdenkliche Gesichter. (Siehe auch → 83)

*

13 Frau A. berappelt sich zuerst: »Da haben Sie, glaube ich, ins Schwarze getroffen. Bei uns sind da kaum noch Signale. Das fühlt sich alles nach einem müden Alltagstrott an.« Und dann geht sie in die direkte Offensive: »Magst du mich eigentlich noch, Helmut?«

»Ja, sicher!«, reagiert Herr A. prompt, fast ein bisschen beleidigt.

»Und woher soll ich das wissen, wenn du es mir nicht mehr zeigst?«, lässt Frau A. nicht locker.

»Weil du meine Frau bist …«, versucht es Herr A. noch etwas hilflos.

Wieder gäbe es eine ganze Reihe von möglichen Vorschlägen (u.a. → 75, → 79, → 82, → 87). Ich könnte die Ehepartner auch bitten, drei Komplimente direkt hier an den anderen zu adressieren, um den Tank wieder ein bisschen aufzufüllen. Vorerst entscheide ich mich für eine Eselsbrückenfrage: »Was würden Sie sagen: **Wofür sind Sie dankbar in Ihrer Beziehung?«**

Diesmal reagiert Herr A. zuerst: »Oh, da gibt es eine ganze Menge. Wir haben zwei tolle Kinder, ein schönes Zuhause. Ich habe eine großartige Frau …« Herr A. stockt und schaut zu seiner Frau.

»Aha«, sagt die, »das hast du lange nicht mehr gesagt.«

Läuft ganz gut, finde ich – und mache nach fünf weiteren Minuten einen Vorschlag: »Wie wäre es, wenn Sie sich zu

Hause ein bisschen Zeit nehmen und getrennt voneinander aufschreiben, was Sie aneinander schätzen, wofür Sie dankbar sind. Dann können Sie sich zu einem Austausch direkt verabreden oder, wenn das besser passt, das nächste Mal hier gemeinsam …«

Der Paartherapeut David Wilchfort (*1946) macht noch ein weitergehendes praktisches Angebot (im Internet) und nennt es »Das 1×1 der Liebe«. Seine Empfehlung: Gönnen Sie sich täglich 1×1 Minute Auszeit vom Alltagsstress und fragen Sie sich: *Was war heute ein schöner Moment in meiner Beziehung?* Das schreiben die Partner dann getrennt voneinander auf und lesen sich die Einträge an einem festen Termin am Wochenende gegenseitig vor. Wilchforts Idee dabei: Statt sich beim Problemelösen zu verstricken oder zu verlieren, lieber bewusst die Liebe stärken! (siehe: https://couplecoaching.de → Das 1×1 der Liebe)

*

14 Gerade habe ich also die Mütze des *Beziehungslotsen* auf. Ich weise auf die »Untiefen« von Partnerschaften hin und biete (im Sinne des dritten Kompass-A) dem Ehepaar A. an, das Morsealphabet für langjährige Beziehungen neu zu lernen: Zuneigung und Wertschätzung ausdrücken, Dankbarkeit für Kleinigkeiten mitteilen, angenehme Erlebnisse austauschen und sich gemeinsam darüber freuen – all das sind wichtige »Schmiermittel« für ein zufriedenes Miteinander. (→ auch 87)

Ich nenne es mitunter *Die Sprache der Katzen lernen.* Die schnurren einfach und bringen dadurch ihr Wohlbefinden zum Ausdruck. Könnten/sollten wir das nicht auch viel öfter tun, damit der Partner weiß, dass es uns gut geht (in der Beziehung) – und sich damit selbst entspannen kann?

Auf ein weiteres entscheidendes Unterkapitel im Morse-Code für Beziehungen steuere ich jetzt zu, indem ich mich direkt an Herrn A. wende: **»Wann hat Ihre Frau Sie das letzte Mal für etwas um Verzeihung gebeten?«**

Herr A. schaut mich irritiert an. »Spontan würde ich sagen: Noch nie! Aber ich glaube, das stimmt nicht. Ich muss mal kurz nachdenken.«

Frau A. scheint etwas erwidern zu wollen, wartet aber auch ab.

»Ja, doch, vor ein paar Wochen hast du gesagt, es tue dir leid, dass du mich nicht in Ruhe lassen kannst.« – »Und wie war das für Sie?« – »Gut!« – »Hmm, auszudrücken, dass einem etwas leidtut, tut gut. Wenn das so ist, was würde Ihre Frau antworten, wann Sie sie das letzte Mal um Verzeihung gebeten haben?« – Herr A. geht auf Gedankenreise. Ich sehe ein gespanntes Grinsen im Gesicht von Frau A.

»Sie haben gewonnen«, reagiert nun Herr A., »das liegt sehr weit zurück. Ich sollte versuchen, in Zukunft mal daran zu denken.«

Die souveräne Reaktion von Frau A. ist nur ein Wort: »Danke!«

15 Szenenwechsel. Das Ehepaar D., beide Mitte 50, befindet sich – wie es selbst sagt – »in einem permanenten Machtgerangel« (→ auch 77).

»Mein Mann weiß immer alles besser«, beschwert sich Frau D.

»Und du nimmst meine Ratschläge nicht ernst«, schlägt ihr Mann zurück.

So weit, so schlecht (wenn auch schon oft gehört). Ich überlege, wie ich die D.s elegant irritieren könnte. Dabei fällt mir mein Idol aus Jugendtagen ein, und ich frage: **»Sie kennen doch sicher noch Uwe Seeler … der hat mal gesagt: ›Ich entscheide in unserer Ehe die großen Dinge und meine Frau die kleinen. Welche Dinge groß sind und welche klein, bestimmt meine Frau. – Wie läuft das bei Ihnen?«** (→ auch 80)

»Soso, uns Uwe«, schmunzelt Herr D. »Ich glaube, *wir* streiten uns sogar noch um die Frage, was große und was kleine Dinge sind.«

»Wäre schön, wenn's so einfach wäre …«, sinniert auch Frau D. »Das Dumme bei uns ist, dass wir zusammen kaum zu Entscheidungen kommen, sondern uns nur darüber aufregen, was der andere entschieden hat. Und danach ist wieder Funkstille.«

»Und ist das gut oder schlecht?«, stelle ich mich ganz dumm.

»Natürlich nicht gut«, wundert sich Frau D.

»Das heißt, Sie möchten herausfinden, wie Sie gemeinsam zu stimmigen Entscheidungen kommen können?«

»Wäre super«, sagt nun Herr D.

16 Nun könnte ich sein Stichwort mit den Ratschlägen aufgreifen (→74 u.a.) oder ihres mit dem »immer besser wissen« (→76, →90, →94 u.a.). Vorläufig will ich jedoch erst mal »Verletzungsprophylaxe« betreiben, damit das für Beziehungen so bedeutsame *Aushandeln in Ruhe* überhaupt eine Chance bekommt. Zudem will ich die D.s auch weiterhin ein bisschen von ihrem Gerangel ablenken.

»Was ist es eigentlich, das Sie so richtig auf die Palme bringen kann? Welche Sätze, Gesten oder Verhaltensweisen Ihres Mannes drücken bei Ihnen ›den roten Knopf‹?«, frage ich Frau D.

Die weiß sofort eine Antwort: »Ich kann seinen überheblichen Blick nicht ertragen, der so viel bedeutet wie: ›Ach, Mädchen, wie oft soll ich es dir noch sagen, dass es so nicht geht.‹«

»Wussten Sie das?«, wende ich mich an Herrn D.

»Ja, das hat Sylvia mir schon oft gesagt, aber mehr so im Streit.«

»Könnten Sie sich vorstellen, diesen Blick, der Ihre Frau so aufbringt, in Zukunft im Blick zu behalten?«

»Ja, versuchen kann ich das mal.«

Ein paar Minuten später verspricht Frau D. ihrerseits, auf das »abwinkende Jaja, das mich nicht ernst nimmt« zu verzichten, das Herrn D. so nervt, wenn er einen (aus seiner Sicht) sinnvollen Vorschlag gemacht hat.

Klingt schon mal nach einem guten Anfang des Bewusstwerdens und Rücksichtnehmens.

17 Ich gehe noch einen Schritt weiter, um die beiden auf die Möglichkeit der zukünftigen Vermeidung von besonders schmerzlichen Streits hinzuweisen.

Mein Einstieg ist vorsichtig: »Mir geht gerade eine Frage durch den Kopf, die vielleicht ein bisschen heikel sein könnte.« – »Nur zu«, sagt Herr D.

»Okay, ich versuch's mal. **Was, würden Sie sagen, ist der wundeste Punkt Ihrer Frau?«**

Frau D. interveniert nicht, sie scheint interessiert an der Antwort ihres Mannes zu sein.

»Sylvia hat viele wunde Punkte, glaube ich. Aber das Schlimmste ist, wenn sie sich gemaßregelt fühlt wie damals von ihrem Stiefvater.«

Geht es also schon los mit den frühen Prägungen, die uns in Beziehungen so reagieren lassen, wie wir eben reagieren, denke ich bei mir. Ab → 28 wird es dazu konkret.

Jetzt schaue ich erst mal in ein traurig-weiches Gesicht von Frau D. Sie schweigt.

Ich lobe Herrn D. und bleibe gleichzeitig allgemein: »Sie kennen offenbar die wunden Punkte Ihrer Frau sehr gut. Und es ist so besonders wichtig, sie gerade in hitzigen Momenten zu beachten und zu umschiffen. Das ist hohe Schule, ich sehe bei Ihnen dafür aber sehr viel Potenzial. – Darf ich Sie, Frau D., auch fragen: **»Was, meinen Sie, ist der wundeste Punkt Ihres Mannes?«**

»Die Trennung deiner Eltern, als du acht warst, denke ich«, sagt Frau D. und versucht sich mit einem Blick bei ihrem Mann zu vergewissern.

Ich warte auch ab und denke bei mir: Auf diese zentralen Informationen können wir später zurückgreifen.

18 »Wenn es uns gelingt, in Auseinandersetzungen auf die den anderen besonders verletzenden Sätze, Gesten oder Verhaltensweisen zu verzichten, ist schon viel gewonnen. Das muss man natürlich auch wollen und dabei akzeptieren, dass die Wahrnehmung des anderen eine andere ist als die eigene. Was ich gar nicht so schlimm finde, bedroht meine Frau möglicherweise viel existenzieller, als ich mir vorstellen kann (→ 38). Darum ist es wichtig, die wunden Punkte des anderen zu kennen und bewusst zu vermeiden.«

Das Ehepaar D. hat aufmerksam zugehört und bleibt auf Empfang. So kann ich (mit einer neuen Fokussierung) fortfahren: »Mich würde ja noch interessieren: Wie ist das bei Ihnen? **Wer nimmt nach einem Streit den Faden wieder auf? Wer macht den ersten Schritt auf den anderen zu?«**

Frau und Herr D. schauen sich an und müssen schmunzeln. Dann sagt Frau D.: »Martin.«

»Ja, ich kann das nicht gut aushalten, wenn Sylvia schmollt«, ergänzt Herr D.

»Wollen Sie sich dabei nicht mal abwechseln? Mal ich, mal du? Oder an geraden Tagen ich, an ungeraden du und so weiter? Würde es damit vielleicht leichter? Oder was haben Sie für eine Idee?«

»Ich glaube, mir würde es schon reichen, wenn Sylvia nach dem nächsten Streit den Kontakt wieder aufnimmt, oft bin ich ja auch zu früh wieder da, wie sie sagt.«

»Okay, beim nächsten Mal warten Sie, dass Sylvia wieder auf Sie zukommt?«

»Ja«, sagen beide fast gleichzeitig.

»Prima.«

(→ auch 91, zweiter Teil der Absprache)

19 Was ist das bloß? Irgendetwas finde ich unangenehm am Ehepaar E., das mir heute das erste Mal gegenübersitzt. Ist es das dominante Macho-Gehabe von Herrn E., in hoher Position bei einer Elektronikfirma tätig? Oder eher die fast devote »Mäuschen«-Strategie seiner ausgesprochen attraktiven Frau? Im Grunde ist beides nichts für mich …

Offenbar sind die beiden ein Paar, das sich in einer Art Symbiose gut ergänzt – wenn da nicht die »übertriebene Eifersucht meiner Frau wäre«, die Herr E. bitter beklagt.

Wie könnte ich da etwas in Bewegung bringen, ohne mich zu sehr involvieren zu lassen?

Die Großmeisterin der Familientherapie, Virgina Satir (1916–1988), hat ja den Leitsatz geprägt: *Alles in Beziehungen hat mit dem eigenen (mitunter schwankenden) Selbstwertgefühl zu tun.* An diesem Satz orientiere ich mich gerne, und so wende ich mich jetzt an Frau E.: »Eine gute, erfüllende Partnerschaft zu führen, ist ja unser aller größter Wunsch, denke ich, oder?«

Frau E. nickt. Also fahre ich fort: »Und es macht ganz viel mit unserem Selbstbewusstsein, wenn es gut läuft in unserer Beziehung. Andersrum sind wir schlecht drauf, wenn wir uns nicht geliebt und sicher fühlen. Was meinen Sie: **Wie wichtig ist das Gelingen Ihrer Partnerschaft für Ihr eigenes Selbstwertgefühl?«**

»Oh, das ist eine schwierige Frage?«, findet Frau E.

»Okay, ich versuche es andersherum: **Wie wichtig ist das Gelingen Ihrer Partnerschaft für das Selbstwertgefühl Ihres Mannes?«**

»Ich glaube, nicht so wichtig wie für mich«, antwortet Frau E. jetzt überraschend schnell.

20 So ähnlich hatte ich das vermutet. Frau E. hat sich – zum Preis des eigenen Wachstums – in Abhängigkeit zu ihrem finanziell erfolgreichen Mann begeben und will sich diese »Eroberung« von anderen Frauen aus seinem Umfeld nicht streitig machen lassen. Herr E. seinerseits schmückt sich gerne mit seiner wesentlich jüngeren Frau, aber »ihre Eifersuchtsdramen und Kontrollanrufe nerven mich kolossal« (→ auch 64).

Ich nehme, mit all diesen Informationen im Hinterkopf, meinen Hypothesen-Faden wieder auf und frage Frau E.: **»Haben Sie schon herausgefunden, wie Sie sich selbst zufrieden machen können?«**

Frau E. schaut mich irritiert und starr an – hinter ihren Augen scheint es zu rotieren.

Ich erlöse sie und frage anders: **»Wie sorgen Sie für sich selbst, wenn es Ihnen nicht so gut geht?«**

»Ich habe schon verstanden, was Sie meinen«, antwortet Frau E. offenbar wieder gefasst. »Aber über Ihre Fragen muss ich, glaube ich, ausführlicher nachdenken. Ich habe sie mir länger nicht mehr gestellt. Ich war eher damit beschäftigt, was in unserer Ehe schiefläuft.«

Ein guter Einstieg. Und ich ergänze: »Ich glaube ja, dass es schwierig wird, eine zufriedenstellende Beziehung zu führen, wenn ich nicht weiß, wie ich gut für mich selbst sorgen kann.«

Frau E. nickt – weiter nachdenklich.

Irgendwie ist sie mir schon viel sympathischer geworden …

21 Ich führe zwar keine Statistik über die Anliegen und Themen in der Beratung, aber gefühlt haben ein Drittel bis zur Häfte der »Fälle« mit Affären, Seitensprüngen, Nebenbeziehungen und Untreue – es gibt dafür ja viele Sprachregelungen – zu tun. Paartherapie ist also oft auch die Frage: Kann unsere Beziehung weitergehen, wenn eine neue dazwischen- bzw. hinzugekommen ist? Und wenn ja, wie?

Spannend finde ich in solchen Gesprächen regelmäßig, wie wenig sich viele Paare vorher (!) explizit zu der Frage der Treue ausgetauscht haben. Offenbar gilt hierzulande, auch wenn sie nur selten kommuniziert wird, die Grundregel: *Du sollst keine/n andere/n haben neben mir!*

Ich will es gerne genauer wissen und frage diesmal das Ehepaar F.: **»Hatten Sie eigentlich vorher eine Absprache in Bezug auf das Treu-Sein?«**

Frau F., Journalistin, Mitte 40, die aktuell »Betrogene«, antwortet: »Für mich war das mit unserem Eheversprechen verabredet und damit abgemacht.«

»Und für Sie?«, wende ich mich an Herrn F., Rechtsanwalt, Anfang 50, dessen Revival-Affäre mit einer Ex-Partnerin aufgeflogen ist.

»Ja, im Grunde habe ich das auch so gesehen.«

»Und warum hast du mir das dann angetan?«, legt Frau F. erneut los.

»Ich weiß es auch nicht, Claudia.«

Wir drehen uns wieder mal – wie so oft bei der Frage nach dem Warum? – im Kreis …

Es gab zwar eine – unausgesprochene – Übereinkunft, und es ist trotzdem »passiert«. Mal schauen, was noch geht. Entscheidend wird sein, ob die F.s bereit sind, ihre Beziehungsgeschichte – und in der Regel ihre Erfahrungen mit der gemeinsamen Sexualität – zu reflektieren.

*

22 Darum frage ich jetzt: **»Sollten wir hier auch darüber sprechen, wie Sie Ihre gemeinsame Sexualität erlebt haben?«**

Paartherapie ohne Ausflüge in Erotik und Sexleben ist kaum denkbar und selten vollständig. Und natürlich geben die Paare dabei Themen und Tempo vor. Da das Feld allerdings sehr facetten- und umfangreich ist – und jede Woche dazu ohnehin ein entsprechender (mehr oder weniger hilfreicher) Ratgeber auf dem Buchmarkt erscheint –, muss ich es hier aus Platzgründen bei der oben gestellten Frage belassen.

Wichtig ist mir das mutmachende Signal an die Beteiligten: »Ich habe keine Scheu, über vermeintlich heikle Themen mit Ihnen zu sprechen. Sie müssen sie auch nicht haben. Wir finden gemeinsam schon die passenden Worte.« (→ Literatur: Moeller; Heer; Schnarch; Clement u. a.)

In »Untreue-Beratungen« wäre es nach meiner Erfahrung fast schon ein Kunstfehler, nicht nach der gemeinsamen Beziehungsgeschichte der Sexualität zu fragen. Denn da liegt oft – wenn auch nicht immer! – der Keim für den schmerzlichen Fremdgeh-Impuls.

»Auf jeden Fall«, beantwortet so auch Herr F. meine Frage, während seine Frau nicht so glücklich darüber zu sein scheint.

»Das ist mir zu einfach, Pascal! – Nur weil wir keinen guten Sex mehr hatten, hast du noch lange nicht das Recht, dich wieder bei deiner Ex auszutoben …«, wehrt sich Frau F. »Da müssen wir schon weiter vorne einsteigen, glaube ich.«

»Gerne«, sage ich. »Wie weit vorne denn?«

Es wird spannend.

*

23 Neben der Frage nach dem Erleben von Sexualität gibt es noch eine zweite Frage in »Untreue-Beratungen«, bei der es – ebenso wie in anderen »aussichtslos« scheinenden Fällen – gilt, keine Scheu zu haben. Es nützt nichts, darum herumzureden, wenn das Thema Trennung ohnehin schon mächtig wie ein Elefant im Raum steht. Natürlich ist das Aufsuchen eines Paartherapeuten »die letzte Option zur Rettung«, aber oft sind, wenn man ehrlich mit sich ist, Hoffnung, Motivation und Energie zur Fortsetzung der Partnerschaft bereits aufgebraucht oder die Verletzung des oder der Betrogenen so groß, dass – gefühlt – im Grunde gar nichts mehr geht.

Darum ist die Frage **»Glauben Sie noch daran, dass es weitergehen kann in Ihrer Partnerschaft?«** kein riskantes »Pistole-auf-die-Brust-Setzen«, sondern wird oft erleichtert aufgenommen. Um dann eine weitere Hilfestellung anzubieten, frage ich auch schon mal nach: **»Auf einer Skala von 1 bis 10: Wie wahrscheinlich ist es mittlerweile, dass Sie sich von Ihrem Mann trennen?«**

Diese Unerschrockenheit wird in der Regel durchaus positiv erlebt, weil die Antworten auch für die/den anwesende/n Partnerin/Partner von Bedeutung und eine wichtige Orientierung sind.

Eine Neun lässt – ehrlicherweise – nicht mehr viel zu, eine Zwei hingegen macht wieder Mut.

Unabhängig von den Antworten sage ich: »Egal, zu was Sie sich nach unserer Beratung entscheiden werden, was wollen Sie, auch im Hinblick auf ein eventuelles Auseinandergehen und etwaige spätere neue Beziehungen, hier noch miteinander klären oder verstehen?«

Also: Keine Bange. Die Frage nach der gefühlten Trennungswahrscheinlichkeit kreiert neue, oft bisher nicht ausgesprochene Informationen – auch Sie wissen dann, woran Sie sind – und verbaut Ihnen selbst gar nichts!

*

24 »Wie weit vorne müssten wir denn einsteigen?«, hatte ich ja Frau F. gefragt, um gemeinsam auf Erkundungsreise zu den Anfängen ihrer Eheprobleme zu gehen. (→ 22)

»Schwierig wurde es, glaube ich, so vor fünf, sechs Jahren, nachdem wir zusammen in unser Haus außerhalb von Hamburg gezogen sind.«

Paarberatung sollte das oft verengte eigene Gesichtsfeld öffnen und Platz gewähren für den Austausch über die Frage: Wie haben *beide* die Entwicklung (in die aktuelle Krise) erlebt, wie bewerten sie einzelne Schritte, Phasen, Ereignisse? Wie kann das (oft nicht ausreichend stattgefundene) Gespräch darüber (neu) organisiert werden?

Eine bewährte, lockere Option kann eine gewisse Leichtigkeit zurückbringen: **»Wenn Ihre Ehe ein Film wäre, was wäre das für einer und wie wäre sein Titel?«** (Oder auch – je nach »Ankoppel-Stichwort« – Lied, Theaterstück, Roman)

»Ich hoffe, es wird nicht so was wie ›der Rosenkrieg‹«, formuliert Herr F. eher seine aktuelle Befürchtung.

Frau F. schaut genervt. »Wieso Rosenkrieg? Wir sind doch jetzt hier, um das zu vermeiden. Ich will hier über ein neues Drehbuch für uns reden, und dafür müssen wir eben gemeinsam aufräumen. Siehst du es denn auch so, dass es während der Zeit des Hausbaus schwierig wurde mit uns?«

»Ehrlich gesagt, glaube ich, sogar noch früher …«, steigt auch Herr F. jetzt ein. – Prima!

*

25 Wer den Grundgedanken des systemischen Arbeitens verinnerlicht hat, weiß: Paarberatung ohne gedankliches Einbeziehen der Mitbetroffenen (also des relevanten Gesamtsystems) ist schlechterdings kaum vorstellbar, weil wenig sinnvoll und meist unergiebig. Darum ist die Hinzuziehung und Aufstellung von leeren Stühlen für weitere Familienmitglieder hilfreich, meist reichen aber auch schon öffnende Fragen wie: **»Was würden Ihre Kinder dazu sagen, wenn Sie jetzt hier wären?«** oder **»Wissen Ihre Eltern davon, wie es Ihnen gerade geht?«** oder auch **»Sie erwähnten Ihren besten Freund, was sagt der denn zu Ihrer aktuellen Ehekrise?«**

Diese Fragen sind gleichzeitig Aufmerksamkeitsfokussierung auf die Tatsache, dass auch immer andere Menschen von unserem Handeln mitbetroffen sind, als auch Auswirkungsüberprüfung in Richtung: Was macht das alles auch mit anderen Menschen, die mir/uns wichtig sind?

Wie stehen sie dazu? Sind sie in die Krise involviert oder sogar eine mögliche Ressource für einen neuen Weg? Und: Wie sieht das, womit wir uns hier herumschlagen, von außen aus?

Natürlich spielt oft, gerade in »Untreue-Beratungen«, das Alter von gemeinsamen Kindern eine entscheidende Rolle, und die Positionierung der jeweiligen Eltern kann auch von großer Bedeutung sein. Insofern wäre es fahrlässig, die gehörten oder auch nur vermuteten Gefühle und Einschätzungen von Menschen aus dem unmittelbaren Umfeld nicht zu erfragen. Sie sind wesentlich für weitere Entscheidungen des Paares.

*

26 In »Untreue-Beratungen« ist oft die Voraussetzung der bzw. des Betrogenen für die Aufrechterhaltung der Chance einer gemeinsamen Zukunft, dass die Nebenbeziehung beendet ist bzw. während der Beratung nicht weiter gepflegt wird. Falls dafür die Bereitschaft fehlt, wird es in der Regel ausgesprochen schwierig.

Ebenso ist die Frage **»Wofür würden Sie in Zukunft konkret Verantwortung zur Veränderung Ihres Alltags übernehmen?«** in Beratungen mit anderen Themenschwerpunkten (z. B. zunehmende Leere, häufige Streits, Respektlosigkeit etc.) hilfreich und zielführend. Sie fordert zur Reflexion darüber auf, was jede/r Einzelne bereit ist, in die neue Zukunft zu investieren. Darüber hinaus macht sie deutlich, dass es vor allem in der eigenen Verantwortung liegt, etwas konkret anders zu machen und sich selbst zu bewegen.

Wenn es bei Vorwürfen wegen des mangelnden Engagements des anderen und beim frustrierten Abwarten auf Impulse der »Gegenseite« bleibt, ist das zwar auch eine Entscheidung, aber sicher nicht im Sinne des eigenen Wunsches »Es soll doch anders und besser werden«.

Oft präzisiere ich auch die Frage in Bezug auf einen konkreten Zeitraum (in der nächsten Woche, im nächsten Vierteljahr etc.) oder verbinde sie mit der Abschlussintervention (→ 100).

*

27 In die gleiche Richtung, nämlich als Appell an die eigene Verantwortung, wenn etwas anders werden soll, zielt die letzte Intervention in diesem Kapitel *Wie ist das eigentlich bei Ihnen?*.

Sie ruft das ins Bewusstsein, was bereits als schädlich für ein zufriedenes Miteinander identifiziert wurde, und lautet: **»Was müssten Sie selbst tun, um wieder in den alten Clinch-Zustand zu kommen?«** Sie ist eine Art paradoxes Gedankenspiel zur Vermeidung künftiger Krisen, aber auch ein Hinweis darauf, dass das Paar jederzeit in »Altbewährtes« zurückkehren kann.

Herr A. sagt: »Wieder in meinen Schweige-Modus verfallen.«

Frau B. denkt laut: »Ich müsste von meinem Mann einfach noch vehementer fordern, endlich den Kontakt zu seiner Mutter abzubrechen.« Und für Herrn F. ist klar: »Ich müsste Claudia nur wieder ein bisschen von meiner Ex vorschwärmen …«

Einige »Giftpfeile« sind offenbar schon identifiziert, über andere muss noch weiter gesprochen und verhandelt werden.

Der ausdrückliche Gedankenaustausch über als belastend, verletzend oder hinderlich empfundenes Verhalten im Miteinander ist sicherlich der erste Schritt zur Besserung.

Der zweite ist das Sich-Bewusst-Werden darüber, mit welchen Prägungen aus Kindheit, Jugend und früheren Beziehungen die/der Einzelne in die aktuelle Partnerschaft gegangen ist und wie beide aufgrund dieser gelernten Verhaltensmuster und Konfliktlösungsversuche heute miteinander interagieren.

Darum wendet sich das nächste Kapitel diesen Prägungen zu, um sie im gemeinsamen Beratungsgespräch durch Fragen und Interventionen transparent und verstehbar für sich selbst und die Partnerin/den Partner zu machen.

3. Prägungen

28 Frau G. berichtet in der heutigen dritten Stunde von ihrer großen Enttäuschung, dass ihr Partner – sie sind noch nicht verheiratet – sich nicht dazu entschließen kann, mit ihr zusammenzuziehen, während sie sich nach einem gemeinsamen Nest sehnt.

»Als Georg mir das gestanden hat, brach eine Welt in mir zusammen, und ich fühlte mich unsagbar allein gelassen.«

»Ich bin eben noch nicht so weit, Jasmin«, verteidigt sich Herr G.

Ich versuche erst einmal der Botschaft von Frau G. ausreichend Gehör zu verschaffen.

»Haben Sie den Eindruck, dass Georg verstanden hat, wie es Ihnen geht?«, frage ich die traurig in sich zurückgezogene Frau G.

»Ich glaube nicht, aber ich verstehe mich ja selbst nicht so genau, muss ich sagen.«

»Gut, dann versuche ich es einmal anders ...« und stelle die universell-weichenstellende Kardinalfrage in Richtung prägende Vorerfahrungen: **»Kennen Sie das Gefühl, das Sie gerade beschreiben, aus einer anderen Situation oder einer früheren Zeit?«**

Frau G. antwortet nicht gleich und dann zögerlich mit einer Gegenfrage: »Sie meinen, das hat etwas mit früher zu tun, dass ich mich so alleine fühle?«

»Könnte das denn sein?«, ermuntere ich sie zum weiteren Nachforschen.

»Je länger ich darüber nachdenke, desto deutlicher tauchen Situationen von zu Hause auf, in denen ich mich auch sehr alleine gefühlt habe. Ich musste nach der Schule regelmäßig sehr lange auf die Rückkehr meiner Eltern warten, die beide gearbeitet haben. Da habe ich schon oft gedacht, dass ich es gar nicht wert bin.« Frau G. beginnt zu weinen.

*

29 Herr G. wirkt ebenfalls betroffen, streckt seine Hand aus und versucht seine Partnerin ohne Worte zu trösten.

Nach ein paar Momenten des Durchatmens wende ich mich an ihn: **»Wussten Sie das schon, was Jasmin gerade aus ihrer Kindheit erzählt hat?«** Sozusagen die Fortsetzung der Kardinalfrage in der Paarberatung.

»Ja, in gewisser Weise schon«, antwortet Herr G. »Sie hat mir das schon mal erzählt mit dem langen Warten auf ihre Eltern, aber ich habe noch keinen Zusammenhang hergestellt zwischen dem, was Jasmin früher erlebt hat, und dem, dass ich noch nicht mit ihr zusammenziehen möchte.«

»Ich ja auch noch nicht, Georg«, sagt jetzt Frau G. tapfer unter Tränen. »Dass mich das immer noch einholt, habe ich auch nicht geahnt.«

Und dann hole ich üblicherweise ein bisschen aus und erläutere das Phänomen, dass früh abgespeicherte, meist unbefriedete Gefühle ihr Eigenleben führen, sich später in belastenden Situationen wieder »zu Wort melden« und aktuellen Stress verstärken oder »unübersichtlich« machen können. (Siehe auch → 70)

Eine für Berater/innen natürlich bekannte Grundannahme, für Menschen, die noch nicht so tief eingestiegen sind, allerdings oft ein überzeugendes (und manchmal auch befreiendes) Aha-Erlebnis.

»Wollen Sie noch ein bisschen mehr davon erzählen, wie es Ihnen damals beim Warten auf Ihre Eltern ging?«, nehme ich den Faden wieder auf. Herr G. ist nach meinem Eindruck mit viel Mitgefühl aufnahmebereit.

*

30 Erneuter Szenenwechsel. »Ich weiß ja im Grunde, dass das alles Lappalien sind, über die wir in Streit geraten, und trotzdem ist es so enorm schwer, davon loszukommen«, berichtet Frau H. auf meine Frage, was denn im Alltag mit ihrem Mann anders werden sollte.

»Du regst dich auch immer so furchtbar schnell darüber auf, wenn ich angeblich was falsch gemacht habe. Das hältst du mir dann tagelang noch vor«, ergänzt Herr H., fast schon beleidigt, seine Sicht.

»Tut mir leid, ich komme nicht so richtig mit. Worum geht es denn dann konkret bei Ihnen?«, versuche ich mit einer Nachfrage anzukoppeln.

»Na, zum Beispiel das Essen mit den Kindern. Ich kann es nicht haben, wenn ihr schon anfangt und euch auf das Essen stürzt, wenn ich noch gar nicht am Tisch sitze. Und das weißt du, Manfred!«

»Das empfinden Sie als respektlos, wenn Sie doch extra für die ganze Familie gekocht haben?«

»Ja, genau, das ist sehr respektlos.«

»Und wie haben Sie das mit dem Essen früher in Ihrer Herkunftsfamilie erlebt, als Sie klein waren?«

»Na, genauso. Es wurde erst angefangen, wenn alle am Tisch saßen.«

»Aha, klingt einleuchtend. Ich glaube ja: **Wenn zwei zusammen essen, sitzen immer auch noch andere Menschen am Tisch, nämlich mindestens zwei Familien.«**

»Sie meinen die zwei Familien von Gudrun und mir?«, fragt Herr H. noch etwas unsicher.

»Könnte da was dran sein? Wie war das denn mit dem Essen bei Ihnen früher?«

»Ich bin ja bei meiner Oma aufgewachsen, und die hat mir was hingestellt, wenn ich aus der Schule kam. Das war immer lecker und reichlich.«

»Ach, Sie kannten das gar nicht, dass man sich gemeinsam an den Tisch setzt und gleichzeitig anfängt?«

»Doch, natürlich, jetzt ja …«, sagt Herr H., »… theoretisch.« Und lacht.

Frau H. lacht nicht, sondern fragt: »Wie war Ihr Satz mit den zwei Familien noch mal?«

*

31 Es ist immer wieder erstaunlich, wie schnell sich in der Beratung die Option *Prägungen erfragen* auftut. Und je nachdem, wie vertraut die Beteiligten sind mit dem Gedanken *Wir sind, was wir gestern wurden,* desto einfacher sind die nächsten Schritte.

Jetzt, wo mir Herr H. das Stichwort Großmutter gegeben hat, kann ich gut mit der Frage anschließen: **»Wer war, würden Sie sagen, der bisher wichtigste Mensch in Ihrem Leben? Oder waren es mehrere?«**

Herr H. nimmt die Vorlage prompt auf: »Bei mir war es sicher die eben erwähnte Oma. Die hat mich aufgenommen, als sich meine Eltern scheiden ließen, und der neue Partner meiner Mutter war nicht nett zu mir. Da gab es dann immer Streit.«

Wieder eine neue, wichtige Information, die ich abspeichern sollte. Erst mal frage ich aber Frau H.: »Und bei Ihnen?«

»Ich könnte sicher sagen, meine Eltern, aber ich glaube, mein Lehrer war für mich und mein Selbstbewusstsein auch enorm wichtig. Meine Eltern haben mich oft kritisiert, und Herr Heinold, so hieß der, hat mir alles zugetraut. Das hat sich gut angefühlt. Manchmal denke ich sogar: ›Was würde Herr Heinold jetzt sagen?‹ Leider ist er schon vor Jahren gestorben.«

»Und was würde Herr Heinold heute dazu sagen, dass Sie sich darüber aufregen, wenn Ihre Familie schon ohne Sie anfängt zu essen?«

»›Recht hat sie! Das macht man auch nicht‹, würde er sagen.«

Jetzt lacht Frau H., und – das ist gut – Herr H. stimmt mit ein.

*

32 Irgendwann ist der Zeitpunkt in fast jeder Beratung da, meist eingeleitet durch ähnliche »Vorgespräche« wie eben beschrieben, an dem ich meinem Impuls folge, aus meinem Praxis-Sessel aufzustehen und zu sagen: **»Ich zeichne Ihnen das hier mal auf …«**

Dann hole ich die Filzstifte aus der Schrankschublade, gehe an das in der Praxis-Ecke treu wartende Flipchart und beginne mit dem Aufmalen der Herkunftsfamilie, sagen wir mit der von Herrn H., indem ich frage: »Ihre Oma, war das die Mutter Ihrer Mutter oder die Ihres Vaters? Und wissen Sie, welcher Jahrgang sie war?«

Die jetzt, nach dem eingeholten Okay der Beteiligten, beginnende Erkundung der Familienhistorie ist ein längerer, spannender und stets erhellender Prozess. Ich mache immer wieder die Erfahrung, dass die Paare sehr davon profitieren, wenn sie ihre familiären Wurzeln übersichtlich aufgemalt vor sich sehen und Prägungszusammenhänge herstellen und besser verstehen können. Auch hier ist es besonders wichtig, langsam und präzise vorzugehen (→ 6). Andererseits ist es nicht so schlimm, wenn nicht gleich alle Informationen zu den Herkunftsfamilien zusammengetragen werden können, sie können in der Folge bei noch lebenden Verwandten erfragt oder anderweitig eruiert werden. Auch dadurch werden oft (mitunter seit Langem eingeschlafene) Kontakte zu Eltern oder anderen Familienmitgliedern wieder lebendig – mit immer wieder überraschenden Erfahrungen und Erkenntnissen.

Manchmal ist es auch sinnvoll und für die Informationsdichte ergiebiger, wenn man sich zur Erstellung eines solchen *Genogrammes* für die Folgesitzung verabredet. Dann erläutere ich kurz den Sinn dahinter und bitte darum, die wichtigsten Daten anhand eines Vordrucks bis zum nächsten Mal zusammenzustellen, um sie dann übersichtlich am Flipchart aufmalen zu können. Das sind:

- Großeltern und deren Geschwister nach Geburtsjahrgängen

- Eltern und deren Geschwister nach Geburtsjahrgängen
- Eigene Geschwister, deren Partner/innen und Kinder
- Relevante eigene vorherige Beziehungen/Ehen
- Eigene Kinder aus Vorbeziehungen und aus der aktuellen Partnerschaft/Ehe
- Geburts- und Sterbedaten von allen Familienmitgliedern
- Falls bekannt: Herkunfts- und Wohnorte, Kennenlerngeschichten und Hochzeitsdaten, Trennungen und Scheidungen, erlernte und ausgeübte Berufe, wichtige Krankheiten und besondere Ereignisse wie z. B. Flucht, Auswanderung, Geschäftspleiten, Fehlgeburten, Unfälle, Suizide etc. Manchmal tauchen auch persönlich bedeutsame Haustiere auf …

  (→ Grundlagenliteratur mit Zeichenerklärungen: Hildenbrand; McGoldrick; Weber-Boch; u. v. a.; Genogramme-Software und -Beispiele auch im Internet)

Entscheidend für das (erweiterte, neue) gegenseitige Verständnis der Partner ist dann in den folgenden Sitzungen das *»Übereinanderlegen« der zwei Herkunftsgenogramme* unter dem Motto: »Vielleicht liegen darin die Schlüssel, wieso wir immer wieder mit bestimmten Mustern aufeinander reagieren.« (→ 35)

Der gemeinsam gestaltete Prozess der Genogrammerstellung zeitigt dabei verschiedene interessante Nachfragemöglichkeiten, von denen ich nun einige ausführlicher beschreiben möchte.

33 Ich stehe am Flipchart und frage, wie viel Platz ich für die Geschwisterfolge der Großmutter von Herrn H. brauche. Sie hieß Annegret, war die Zweitälteste von fünf Geschwistern, gelernte Krankenschwester und lebte von 1918 bis 1996, zuletzt war sie an Krebs erkrankt – das alles notiere ich im oberen Viertel des Blattes, um noch Platz für Kinder, Enkel und Urenkel zu haben. Während ich male – Frauen werden als Kreise visualisiert, Männer als Quadrate –, rechne ich im Hinterkopf, wie alt Annegret, geboren kurz vor Ende des Ersten Weltkriegs, zum Ende des Zweiten war: eine 27-jährige Krankenschwester mit drei Brüdern, von denen zwei 1941 und 1942 in Russland gefallen sind. Als Herr H., selbst Jahrgang 1972, dann eher beiläufig erwähnt, dass die Familie seiner Großmutter aus Breslau stammt, ergibt sich meine nächste Frage fast zwangsläufig: **»Wissen Sie, was Ihre Großmutter im Krieg erlebt hat? Hat sie davon erzählt?«**

Herr H. wirkt so, als hätte er mit so einer Frage im Zuge von »Paartherapie« nicht gerechnet, ist aber redlich bemüht, sich an das zu erinnern, was seine Großmutter, bei der er ja ab seinem siebten Lebensjahr aufgewachsen war, vom Krieg berichtet hat.

»Manchmal hat sie eine Schlacht um Breslau erwähnt mit massiven Bombenangriffen und ›ganz viel Leid‹, wie sie sagte. Und in ihrem Schlafzimmer hingen drei Bilderrahmen über der Kommode. Zwei junge Männer in Uniform und eine hübsche Frau in mittlerem Alter. Das waren ihre gefallenen Brüder und ihre Mutter, die im Februar 1945 auf der Flucht aus Breslau erfroren sein soll.«

Ich lege den Edding zur Seite und setze mich zurück in meinen Sessel. Diese Informationen müssen – im Sinne einer besonderen Aufmerksamkeitsfokussierung – angemessen gewürdigt werden. »Ich versuche mal eine Zusammenfassung. Annegret erlebt mit Mitte zwanzig den schrittweisen Niedergang der Nationalsozialisten, die in Breslau Anfang 1945 besonders unnachgiebige Durchhalteparolen ausgegeben haben und ›Feiglinge‹ öffentlich exekutierten. Sie wird als Krankenschwester wahrscheinlich viel Schlimmes gesehen haben, zwei jüngere Brüder sind in Russland gestorben und die Mutter überlebt die Flucht nicht.« Ich warte einen Moment und schaue dann zu Herrn H.: »Bringen Sie all das in irgendeinen Zusammenhang, wie Sie selbst Ihre Großmutter erlebt haben?«

Herr H. überlegt: »Schwierige Frage … Vielleicht kann ich es so sagen: Es gab da etwas sehr Bedrückendes, Dunkles, an dem man aber irgendwie auch nicht rühren durfte. Nachfragen ging nicht, das habe ich als Junge schon gespürt. Und ich wollte meine Oma ja auch nicht extra traurig machen.«

»Das hast du neulich in genau diesen Worten auch mal zu mir gesagt, Manfred, weißt du noch?«, sagt jetzt überraschend Frau H.

»Nee.«

»Genau so wie eben: Du wolltest lieber nicht nachfragen, wieso ich niedergeschlagen war, weil du mich ja nicht noch trauriger machen wolltest. Dabei hätte ich es schön gefunden, wenn wir darüber ins Gespräch gekommen wären.«

»Aha«, bringt Herr H. noch raus und muss innerlich erst mal sortieren. »Du meinst, da gibt es eine Verbindung?«

»Vielleicht«, steige ich nun wieder ein. »Ich persönlich bin fest davon überzeugt, dass das, was unsere Eltern und

Großeltern und vielleicht sogar auch noch deren Eltern erlebt haben – und damit meine ich eben auch besonders schwierige, heute sagt man gerne besonders traumatische Ereignisse –, Auswirkungen hat auf unser Lebensgefühl heute, auf unsere Haltung zu und in Konflikten, ob wir anderen Menschen vertrauen und wie nahe wir sie an uns heranlassen etc. Daran mag man glauben oder nicht, für mich ist es absolut plausibel, und je mehr wir über die Erlebnisse und Lebenshaltungen unserer Vorfahren in Erfahrung bringen, desto vollständiger wird auch das Bild, wie und warum wir unser Leben und unsere Beziehungen so gestalten, wie wir sie gestalten.« (→ Literaturtipps zum Thema »Vererbte Wunden«: Bode; Drexler; Rauwald; Alexander/Lück; u. a.)

»Moment mal, Manfred«, will Frau H. etwas loswerden. »Du hast gesagt, das Essen bei deiner Oma war immer lecker und reichlich und dass deine Oma in Breslau viel Schlimmes erlebt haben muss. Vielleicht hat sie immer so lieb für dich gekocht, weil sie erlebt hat, was Hunger ist, und sich gefreut, wenn es dir schmeckte.«

*

34 »Das kann gut sein …« Herr H. überlegt. »Dann ist es ja noch mal extra schade, dass ich meine Oma nicht mehr genauer fragen kann, was sie damals alles erlebt hat.«

»Ja, das ist schade. – Aber es gibt ja auch noch andere Möglichkeiten, das Puzzle zu ergänzen. Vielleicht googeln Sie einfach mal ›Die Schlacht um Breslau‹, oder Sie fragen doch mal Ihre Mutter, was sie über ihre Mutter und Großmutter noch weiß. – Und es gibt noch eine Idee: **Existieren Fotos aus der damaligen Zeit? Wer hat in Ihrer Familie noch entsprechende Alben aufbewahrt? Es könnte spannend sein, wenn Sie sich die gemeinsam anschauen würden.«**

»Dazu hätte ich auch Lust, Manfred. Deine Mutter müsste doch noch was aufbewahrt haben …«

»Ach, muss das sein?«, windet sich Herr H., der ja keinen so guten Kontakt zu seiner Mutter hatte.

»Muss nicht, aber vielleicht freut sie sich auch, wenn du sie wieder anrufst und dich für solche Dinge interessierst.«

»Vielleicht, mal sehen, ich überleg's mir«, bleibt Herr H. noch vage.

Das Genogramm von Herrn H. ist noch nicht im Ansatz fertig, und trotzdem – flexibel bleiben! – frage ich jetzt Frau H., ob es in ihrer Familie eine »Fototradition« gab.

»Ich erinnere ein paar Schwarz-Weiß-Aufnahmen von den Familien meiner Eltern, persönlich habe ich zwei, drei Alben aus meiner Kindheit, die meine Mutter angelegt hat, und das habe ich dann auch für unsere Kinder gemacht.«

»Kennen Sie die Kinderbilder Ihrer Frau?«, frage ich Herrn H.

»Ja, schon, aber vielleicht zeigst du sie mir noch mal ein bisschen ausführlicher. Dazu hätte ich Lust.«

»Wunderbar! Das klingt nach einer Verabredung. Machen wir jetzt noch weiter mit Ihrem Familienstammbaum? – Wir brauchen ja hier oben noch die Familie Ihres Großvaters. Wissen Sie, wann der geboren wurde und wo er im Krieg war …?«

35 Auch mit dem Ehepaar C. (→ 8 ff.) – Frau C. wünscht sich sehnlichst Kinder, Herr C. eher nicht – habe ich die zwei Genogramme auf Flipchartbogen erarbeitet. Wir sind in der erwähnten »Abgleichphase« der Reflexion: **»Wie war das bei dir? – Wie war es bei mir? – Was macht das mit uns?«**

»Das habe ich schon gedacht, während Sie die Familien aufgemalt haben«, beginnt Frau C., »bei fast allen meinen Vorfahren gibt es große Familien mit vielen Geschwistern, da oben bei meiner Urgroßmutter sogar zwölf. Dann weiter mit sechs, vier … und ich bin die Zweite von fünf Geschwistern. Ist doch irgendwie klar, dass ich auch Kinder haben möchte! – Und Thomas ist eben Einzelkind und war gar nicht so glücklich damit.«

»Was meinen Sie?«, frage ich Herrn C., »wie sehen Sie das?« Diese offene Frage geht immer! (→ 43)

»Ja, das ist schon eindrücklich. Auf Sarahs Seite ist alles voll mit Namen, und bei mir ist es wirklich übersichtlich geblieben.« Herr C. wirkt nachdenklich. Dann fragt er: »Ist es eigentlich auch von Bedeutung, wenn meine Mutter vor mir zwei Abtreibungen hatte?« Herr C. schaut mich Hilfe suchend an.

»Was ist Ihr Eindruck, hat das für Sie eine Bedeutung?«

»Bisher nicht wirklich, aber jetzt kommt mir das schon irgendwie bedeutsam vor.«

»Wie haben Sie denn von den Abtreibungen erfahren? Und wann waren die, wissen Sie das? Dann trage ich das hier auch noch ein.«

»Wann genau weiß ich nicht, meine Mutter hat mir mal erzählt, als wir über Sarahs starken Kinderwunsch sprachen, dass sie sich bei ihren ersten Beziehungen noch kein

Kind zugetraut hat, weil sie sich auch nicht sicher war mit den Männern. Und ich hatte als Kind oft das Gefühl, als sei ich sehr anstrengend für sie.«

»Und deswegen bist du auch so unsicher«, stellt Frau C. fest, »für mich macht das total Sinn. – Warum hast du mir übrigens von den Abtreibungen nichts erzählt?«

»Das ist kein schönes Thema, finde ich«, erwidert Herr C. leise und schaut auf seine Oberschenkel.

Ich sehe, dass sich die Augen von Frau C. mit Tränen füllen.

*

36 Ob mit oder ohne Genogramm-Stammbäume(n) – neben der Erkundung, wie die eigene Position in der Geschwisterfolge erlebt wurde, ist die Erforschung von elterlichen Rollenvorbildern ein weiterer »Muss-Klassiker« in der Paarberatung. Denn was wir von unseren Eltern vorgelebt bekommen und abgeguckt haben, wollen wir gerne *auch so machen* oder eben möglichst *extra ganz anders*, je nachdem, ob wir es als sinnvoll, stimmig und erfüllend erlebt haben oder nicht.

Frau G. (→ 28 f.) empfand die häufige Abwesenheit ihrer Eltern in Kinderjahren als sehr belastend und sich selbst in der Folge als »es nicht wert zu sein«, dass ihr Partner mit ihr zusammenzieht. In der Beratung erlebte sie dann das wohltuende Mitgefühl von ihm für ihre frühe Einsamkeit.

Herr G. seinerseits hatte die frühe Scheidung seiner Eltern angedeutet.

Mit diesen eher spärlichen Hintergrundinformationen

frage ich das Paar heute: **»Was haben Sie von Ihren Eltern – und die vielleicht sogar von deren Eltern – vermittelt bekommen, wie Mann und Frau zusammen sein sollten?«**

Herr G. zögert nicht lange: »Ich war ja noch klein, als sich meine Eltern getrennt haben. Aber die Botschaft hab ich abgespeichert, glaube ich: Nichts ist sicher im Leben, auch wenn's so aussieht …«

»Ihre Frage finde ich ja schon mal gut«, sagt Frau G. tapfer, weil sie nach den Worten ihres Partners schlucken musste. »Was haben mir meine Eltern vorgelebt? Das geht eher in die Richtung: Ehe und Familie schön und gut, aber Erfolg ist wichtiger. Und das sehe ich genau andersrum. Für mich stehst du, Georg, an erster Stelle. Ich will mit dir eine Zukunft aufbauen.«

»Das ist schön«, sagt Herr G., wirkt aber nach wie vor verunsichert.

Ich interveniere. »Ich glaube ja, der Clou ist: **Wir sind sicher beeinflusst von dem, wie unsere Eltern es gemacht und uns beigebracht haben, aber entscheiden tun wir heute, wie wir es machen wollen.** Es ist ja unser Leben – und wir haben nur das eine.«

Frau G. nickt und schaut zu ihrem Partner. Der allerdings weicht ihrem Blick aus. Es bleibt offenbar noch beim Patt. (Siehe auch → 84)

*

37 Die Eltern von Frau I. wiederum hatten sich getrennt, nachdem ihre Mutter einer weiteren Affäre ihres Mannes, der als Handelsvertreter wochentags unterwegs war, auf die Schliche kam. Damals war Nicole I. zehn und ihr Bruder zwei Jahre älter. Die Mutter zog mit den Kindern in eine andere Stadt, ließ sich scheiden, schimpfte lange auf ihren Ex-Mann und heiratete nach fünf Jahren ihren heutigen Partner. Auch ihre Mutter, also Nicoles Großmutter, hatte sich – zur damaligen Zeit noch schwieriger als heute – von ihrem fortgesetzt untreuen Mann getrennt.

Bastian I. hatte während der Genogrammerstellung von diversen latenten und offen ausgetragenen Spannungen zwischen seinen Eltern berichtet, die in ihm die zehrende Frage hinterließen: Warum sind meine Eltern eigentlich so lange zusammengeblieben? Denen ging es doch gar nicht mehr gut miteinander!

Wieder sind wir ins Gespräch darüber eingestiegen, was diese frühen Erfahrungen für Auswirkungen auf die aktuelle Paarbeziehung haben könnten.

»Wie würden Sie das zusammenfassen: **Was war die Haltung oder sagen wir das Lebensmotto Ihrer Eltern und vielleicht sogar Ihrer Großeltern? Woran haben sie sich jeweils orientiert?«**

Frau I.: »Da gibt's ja kein Vertun. Meine Großmutter hat es ihrer Tochter gezeigt, und meine Mutter hat es ebenfalls durchgezogen: Wer betrügt, fliegt!«

»Moment, das schreibe ich hier in den Stammbaum in Rot dazu: *Wer betrügt, fliegt!* – Sehen Sie das denn heute auch so?«

»Bastian hat mir noch keinen Anlass geboten«, lacht Frau I., »aber ich glaube, er weiß das.«

»So, weiß ich das?«, frotzelt Herr I. (→ 21)

»Nicht wirklich?«, vergewissere ich mich.

»Na, bei der Vorgeschichte wage ich doch nicht daran zu zweifeln«, antwortet Herr I. nebulös.

»Aha, und was würden Sie sagen, war das Motto Ihrer Eltern?«, möchte ich von ihm wissen.

»Egal, wie unzufrieden man ist, man trennt sich nicht.«

Ich ergänze mit dem roten Edding neben den Eltern von Herrn I. *Man trennt sich nicht.* – »Und wie sehen Sie das?«

»Anders! Ich glaube, das Leben ist zu kurz, um es in einer unglücklichen Beziehung zu verbringen. Dann lieber ein Ende mit Schrecken als ein Schrecken ohne Ende.«

»Ist ja spannend zu hören«, meldet sich jetzt Frau I. zu Wort. »Und – geht's denn noch oder findest du es schon schrecklich mit uns?«

»Noch geht's, Schatz!«, erwidert Herr I., lächelt süffisant – und weiß nicht, dass ich die Verwendung des Wortes »Schatz« als Beschwichtigungsformel persönlich absolut nervig finde.

Aber da steige ich jetzt nicht ein, beschließe ich, und beiße mir auf die Zunge.

*

38 Stattdessen rufe ich mir ins Gedächtnis, was die I.s zu Beginn der Beratung als ihr Anliegen formuliert haben (→ zweites Kompass-A). Das lautete – zumindest habe ich das verkürzt so abgespeichert: »Weniger streiten!«

Darum atme ich tief durch, setze mich wieder zurück in den Sessel, deute auf die nebeneinander hängenden Genogramme und frage: **»Wie war das damals eigentlich bei Ihnen zu Hause? Wie wurde da gestritten? – Ging es eher laut zur**

Sache? – Waren die Konflikte kurz oder lang, offen oder verdeckt? – Gab es so etwas wie Gewinner oder nur Verlierer? Wie haben Sie das als Kinder erlebt?«

»Meine Mutter war ja lange voller Misstrauen«, antwortet Frau I., »ich erinnere mich an schwere und wirklich verletzende Vorwürfe gegen meinen Vater. Den habe ich dabei als relativ hilflos erlebt, wahrscheinlich schon deshalb, weil er wusste, dass meine Mutter recht hatte. Mir selbst ging es dabei gar nicht gut. Harmonische Momente zwischen den beiden oder in der Familie habe ich sehr selten erlebt.«

»Meinen Sie, da gibt es einen Zusammenhang zu dem, wie Sie heute Konflikte austragen?«, frage ich und denke dabei an den formulierten Auftrag der I.s.

»Ich weiß nicht. Wir streiten ja nicht ums Treusein, eher ums Rechtbehalten.«

»Vorwürfe machst du mir aber oft, Nicole. Das erlebe ich schon als massiv.«

Jetzt ist es egal, ob wir etwaige Verbindungen zum Früher herausarbeiten können – Frau I. hat offenbar reichlich Streitigkeiten zwischen ihren Eltern mitbekommen und ist eventuell daran gewöhnt –, ich will das Stichwort von Herrn I. nicht verpassen. Mir schießen verschiedene Optionen durch den Kopf (→ 76, → 77, → 90, → 91 u.a.), möchte aber erst einmal noch mehr erfahren und frage nur: »Inwiefern massiv?«

»Ja, wenn Nicole etwas ungerecht findet, kann sie wirklich aufdrehen.«

»Und wie geht es Ihnen dabei?«

»Ich denke dann, ich muss mich wehren, obwohl ich es eigentlich gar nicht will.«

Frau I. hört noch zu, als ich frage: »Und kommen Sie dann im Streit irgendwie zueinander?«

»Selten«, sagt Herr I. vorsichtig.

»Nein, nie«, präzisiert jetzt seine Frau, »wir tun uns im Grunde nur gegenseitig weh.«

»Warum lassen Sie es dann nicht einfach?«

Herr I. lacht kurz: »Ja, Sie sind gut.«

»Danke«, sage ich und überlege jetzt doch, welche andere Option ich vorschlage.

Erst mal fällt mir etwas Grundsätzliches zum Thema Vorwürfe ein, und ich sage: »Bildlich betrachtet sind Vor Würfe ja gar nicht so schlecht im Sinne von: Zeig mir mal, was dich bedrückt, verletzt, unzufrieden macht. Dann können wir uns darüber austauschen. Das ist besser, als wenn du es mir wochenlang knurrig hinterherträgst und ich überhaupt nicht weiß, was dich getroffen hat oder nervt. – Entscheidend wird sein, wie diese Vor-Würfe gestaltet sind und ob sie ein Gespräch eröffnen oder zur Verteidigungsschlacht animieren.« (Siehe auch → 63, → 77 ff.)

»Ja, genau«, bestätigt jetzt Herr I. und scheint sich verstanden zu fühlen – eine weitere Form des ersten Kompass-A.

*

39 Während es also beim Ehepaar I. um eine neue »Streitkultur für die Zukunft« geht, bringt bei den J.s das Thema chronische Erschöpfung und Ausgepowertsein immer wieder eine gewisse Schwere in die Praxis. Frau J. sitzt in jeder Stunde abgekämpft in ihrem Sessel, und ihr Mann ist das hilflose Pendant dazu. Ihr stilles, mattes Leid rührt mich.

Ich habe schon öfter den Impuls gespürt, die beiden mit einem Kalauer aufzumuntern (→ 41). Aber das wird sicher nicht reichen, wenn der Alltag mit drei Kindern und einer pflegebedürftigen Mutter alle Kräfte aufzehrt und der Tank einfach leer ist. (→ 71)

Darum kommt es mir sehr gelegen, dass wir uns heute noch einmal die in den vorigen Sitzungen erstellten Genogramme anschauen und ich eine potenziell nährende Frage stellen kann: **»An welche schönen Erlebnisse, Traditionen und Rituale in Ihrer Herkunftsfamilie erinnern Sie sich gerne?«**

Die einsetzende Veränderung in Gesicht und Körperhaltung von Frau J. ist eindrucksvoll. Da gibt es offenbar ein ergiebiges gedankliches Auftankbecken. Sie setzt sich aufrecht in ihren Sessel und kommt sogar ein bisschen ins Schwärmen: »Meine Geburtstage, die waren toll. Jedes Mal. Das haben meine Eltern immer so liebevoll gemacht, und ich durfte so viele Freunde einladen, wie ich wollte. – Und wenn wir bei meiner Oma Lisbeth übernachten durften, hat sie uns immer ganz schön vorgelesen. *Die kleine Hexe*, *Karlsson vom Dach* und so was. Das war immer total gemütlich.«

Meine Nachfrage kommt fast automatisch: **»Vermissen Sie das heute manchmal?«**

»Ich weiß nicht. Wie sollte ich das vermissen, das war ja damals …«, überlegt Frau J.

»Zum Beispiel das Überraschtwerden und das Gemütliche?«

»Ja, wenn Sie das so sagen, vermisse ich das manchmal wohl schon.«

Ich wende meinen Blick zu Herrn J. und schaue ihn einfach nur an. Dann lächle ich ein wenig und frage freundlich:

»Fällt Ihnen etwas auf? – Überraschen oder verwöhnen Sie manchmal Ihre Frau, sodass sie es gemütlich findet?«

»Manchmal schon, denke ich«, ist die knappe Antwort von Herrn J.

Nun schaue ich wieder zu seiner Frau: »Wünschten Sie sich, dass das manchmal ein bisschen öfter sein könnte?«

Jetzt lacht Frau J. fast das erste Mal in dieser Sitzung: »Ja.« – Und dann: »Es wäre sooo schön, Bernd, wenn wir mal wieder zusammen essen gehen würden.«

Es scheint wieder mal geklappt zu haben: Über den Umweg einer positiven Erinnerung hin zu einer energiegebenden Auftank-Idee. Nun muss nur noch Herr J. einsteigen …

»Wie wäre es mit einer Überraschung für Ihre Frau – nicht vorher verraten – in den nächsten vier Wochen?«

»Okay«, sagt Herr J., »ich habe die Botschaft verstanden.«

Der Lohn ist ein liebevoller Blick seiner Frau.

*

40 »Woran erinnern *Sie* sich denn gerne zurück, Herr J.?«, frage ich nach dem Auskosten des schönen Moments.

»An das Angeln mit meinem Vater«, antwortet Herr J., ohne lange zu überlegen.

»Oh, Sie angeln?«, frage ich.

»Jetzt kaum noch.«

»Und was war damals besonders schön, wenn Sie mit Ihrem Vater zum Angeln gingen?«

»Dann hatte ich das Gefühl, er mag mich. Wir haben zwar nicht viel geredet, aber ab und zu habe ich wohl mal was richtig gemacht.«

»Sie meinen, dann bekamen Sie auch mal ein Lob von Ihrem Vater?«

»Ach, Lob, das ist ein großes Wort ...«

»Ist das so? Ich glaube ja, dass uns die Frage besonders prägt: **Was sind unsere Erfahrungen mit Lob und Anerkennung?** Denn was wir früher nicht erlebt und gelernt haben, wie sollen wir das heute können?«

»Vorsicht«, greift jetzt Frau J., fast beschwichtigend, ein, »das ist, glaube ich, ganz dünnes Eis bei meinem Mann, oder?«

»Wieso, Elke, Herr Hansen hat doch recht. Du hast doch auch schon oft gesagt, ich gebe dir keine Anerkennung für das, was du alles machst.«

»Oh, ich wusste nicht, dass dir das so schnell einleuchtet, Bernd, tut mir leid.«

»Nee, wieso, das ist mir schon klar. Lob gab's bei uns früher nicht. In dem Punkt bin ich nicht die hellste Leuchte.«

»Vermissen Sie es heute manchmal, gelobt zu werden?«

»Ich wüsste nicht«, antwortet Herr J. – überraschend und auch wieder nicht.

»Würden Sie sich trotzdem mal ein Lob Ihrer Frau anhören?« Dabei schaue ich zu Frau J. und dann wieder zu ihrem Mann. Sie macht ganz unkompliziert mit und sagt: »Ich finde es supertoll, wie lieb du dich um Mario kümmerst!« (Mario ist der pubertierende Sohn und gerade besonders schwierig.)

»Wie war das?«, frage ich zu Herrn J. gewandt.

»Tut gut. Danke, Elke.« Herr J. wirkt fast ein bisschen verlegen.

»Ich glaube ja, dass wir das, was sich gut anfühlt, jederzeit nachlernen können«, sage ich. »Und übrigens, hat Mario eigentlich Lust zu angeln?«

*

41 In der nächsten Sitzung berichtet Frau J. – fast schon aufgeräumt, energiegeladen wäre zu viel gesagt –, sie sei begeistert vom letzten Mal gewesen. »Wir waren tatsächlich ganz schick essen. Und ich habe Bernd gesagt, dass mir das sehr viel bedeutet. Von wegen Loben.« Frau J. grinst. Ihr Mann schmunzelt ebenfalls und freut sich anscheinend auch über seinen Coup.

»Und was noch toll war. Auf der Rückfahrt fragte mich Bernd: ›Haben wir eigentlich noch die DVD *Aus der Mitte entspringt ein Fluss* mit den Angelszenen? Den haben sich Bernd und Mario dann am Wochenende zusammen angeschaut, und Bernd hat von früher und seinem Vater erzählt.«

»Mich hat gewundert, dass Mario sich das alles angehört hat«, ergänzt Herr J. »Der ist sonst nur am Daddeln. War für mich ein kleiner Ausflug in frühere Zeiten. Mario und ich hatten richtig Spaß zusammen, fand ich.«

»Alle Achtung, das freut mich sehr!«

»Mich auch«, sagt Frau J., »ich kann mich nur wiederholen: Du machst das toll mit Mario.«

Herr J. nickt. Nichts mehr mit dünnem Eis …

Nach einer gewissen »Nachwirkungszeit« des Kompliments steige ich erneut ein: »Sie haben mir gerade ein gutes Stichwort gegeben, Herr J. – Mir ist noch etwas anderes eingefallen in Bezug auf die frühen Prägungen, über die wir sprachen. **»Wie war das mit dem Spaßhaben früher bei Ihnen zu Hause? Wurde viel gelacht? Und wenn ja, worüber?«**

»Ja, bei uns wurde viel gelacht. Ich glaube, bei Bernd nicht so sehr …«, antwortet Frau J. spontan.

Herr J. wiederum erinnert sich: »Ich höre noch den Satz meiner Mutter: Was gibt's denn da zu lachen, Bernd? Ganz ernst hat sie das immer gesagt.«

»Oh, was gibt's denn da zu lachen?«, wiederhole ich. »Und wie ist das heute für Sie: **Wie wichtig ist Humor in Ihrer Beziehung?«**

»Total wichtig, mit Humor geht alles leichter. Und ich mag auch gerne mit dir zusammen lachen, Bernd hat einen unheimlich trockenen Humor.«

»Soso, aber bitte nicht übertreiben, Elke«, bleibt Herr J. in seiner bescheidenen »Lob-könnte-doch-vielleicht-weh-tun«-Rolle.

Dann hätte ich es ja doch mal mit einem Witzchen versuchen können (→ 39), überlege ich gerade, verzeihe es mir aber im gleichen Moment, als ich Herrn J. sagen höre: »Ich wollte Sie übrigens auch für die goldene Anstecknadel für gute Paarberater vorschlagen. Wo kann man so etwas eigentlich beantragen?« Ein Bonmot besonderer Art, das mich noch heute beim Aufschreiben freut. Paarberater ist auch ein schöner Beruf.

42 Nun haben wir uns ausführlich mit einer Reihe von (und sicher längst nicht allen) prägenden Erfahrungen und relevanten Vorbildern aus der »ganz frühen Zeit« beschäftigt. Jetzt müssen wir natürlich auch noch das Augenmerk (→ drittes Kompass-A) auf die »Vorbeziehungen« richten, die ja alle mehr oder wenig erfüllend und stabil – weil mittlerweile mehr oder weniger beendet – geblieben sind. Zumindest waren sie sicher ein bedeutsames Übungsprogramm in Sachen Paarkommunikation.

Darum frage ich heute offen: **»Was meinen Sie: Haben Ihre bisherigen Beziehungen Auswirkungen auf die heutige?«**

»Darum geht's doch, natürlich«, legt die betrogene Frau F. (→ 21 ff.) empört los. »Er hat sich ja noch gar nicht von seiner Ex getrennt. Von wegen, da ist nichts mehr, wie du immer behauptet hast.«

»Das ist mir klar«, versuche ich Frau F. zu bremsen. »Das ist aktuell eine verletzende und verwirrende Situation für Sie. Ich dachte jetzt allerdings eher an *Ihre* jeweiligen Beziehungen davor. Kennen Sie das zum Beispiel auch aus eigener Erfahrung, dass Sie noch an Ex-Partner dachten, als Sie bereits in einer neuen Beziehung waren?«

»Nein, bei mir war das immer definitiv abgeschlossen, wenn ich etwas Neues angefangen habe«, antwortet Frau F. etwas genervt, warum ich »die Sachlage so verdrehe«.

»Und was ist mit Philipp?«, wittert Herr F. seine Chance.

»Was soll mit Philipp sein? Das ist ein guter Freund. Hab ich dir schon tausendmal gesagt.«

»Und was heißt ›guter Freund‹ genau? Das hat Herr Hansen ja gerade gesagt, dass uns die Vorbeziehungen beeinflussen.«

»Das hatte ich ein bisschen anders gemeint, aber ich will Sie nicht unterbrechen. Was vermuten Sie denn, was mit Philipp und Ihrer Frau sei?«

»Das sagt er nur, um sich rauszureden«, übernimmt Frau F. die Antwort.

Und so weiter …

Fazit als kleine Zwischenbilanz: Die Bedeutung und mitunter noch virulente Dynamik von Vorbeziehungen außer Acht zu lassen wäre fatal, also gehört sie ausgiebig erfragt.

Bei der immer noch so heftigen Reaktion von Frau F. habe ich dann ernsthaft die Frage nach der Trennungswahrscheinlichkeit (→ 23) gestellt.

»Aktuell bei 7,5«, hatte sie geantwortet. »Aber ich will noch nicht aufgeben.«

Also geht's weiter.

4. Feinheiten

43 Wir steigen jetzt ein in die sprachlichen Details dessen, was in einer Paarberatung zwischen mindestens drei Menschen abläuft, und kommen in einem neuen Kapitel zu den von mir am häufigsten verwendeten Schlüsselsätzen, egal in welchem Setting. Wahrscheinlich könnte man diesen Spitzenplatz sogar mithilfe des imaginierten Video-Archivs aller Beratungen nachweisen.

Sie sind eine Kombination aus dem ersten und dem vierten großen Kompass-A, nämlich eine Mischung aus Anschluss machen und die Auswirkungen von Gesagtem überprüfen. Sie strukturieren das Gespräch und erfragen die jeweilige, individuelle (Gefühls-)Reaktion auf Äußerungen von mir oder einem der Partner. Dabei habe ich den *Vergewisserer-* und *Moderations-Hut* auf.

Grob geschätzt würde ich sagen, stelle ich pro Sitzung zwei- bis achtmal offene Rückfragen wie: **»Wie hört sich das für Sie an?«** oder **»Wie finden Sie das, was Ihre Frau gerade gesagt hat?«** oder **»Habe ich das so richtig verstanden bzw. zusammengefasst?«**

Mit solchen Fragen gebe ich sinnbildlich den »Rede-Staffelstab« weiter an die/den bisher Zuhörende/n. Besser gleich nachgefragt als später das verhedderte Gesprächsknäuel aufwendig wieder auseinanderpulen müssen! Diese immer wieder eingesetzten Fragen sind so etwas wie das Schmiermittel, damit sich ein Austausch entwickeln kann, an dem alle mitwirken und in dem alle sich ernst genommen und wohlfühlen, weil sie nach ihrer Meinung und ihren Empfindungen gefragt werden.

44 Die zweite Form dieser fundamentalen Rückkopplungs- und Anschlussfragen überprüft das, was bei dem bisher Zuhörenden, also dem Empfänger, angekommen ist, um dem Sender das für uns alle existenziell wichtige, weil unseren Selbstwert steigernde Gefühl zu vermitteln: *Ja, ich bin gehört und verstanden worden!*

Die Erfahrung zeigt immer wieder, dass genau diese Rückkopplung in (hektischen und kontroversen bis konfliktträchtigen) Alltagsgesprächen eben nicht erfolgt, wahrscheinlich, weil wir es kaum beigebracht bekommen haben und weil in der Regel kein autorisierter Moderator im eigenen Wohnzimmer sitzt. Schon deshalb wird die Paarberatung als etwas Neues und Entspannendes erlebt und begrüßt: *Endlich ist mir mal wirklich zugehört worden und ich fühle mich (besser) verstanden!*

Ich warte also erst einmal ab, bis Frau K. in Ruhe ausgesprochen hat – manchmal fragt mein Gesicht mit hochgezogenen Augenbrauen sogar, *ob* sie ausgesprochen hat –, und wende mich dann an Herrn K. mit der einfachen offenen Frage: **»Was haben Sie jetzt verstanden?«**

Falls Herr K. meine Frage (noch) nicht versteht und prompt ansetzt, seine Sicht der Dinge zu ergänzen, greife ich erneut ein: **»Moment, Herr K., was haben Sie von dem, was Ihre Frau gerade gesagt hat, verstanden? Später sagen Sie dann, was Ihre Meinung dazu ist.«**

Jetzt fasst Herr K. das von seiner Frau zuvor Gesagte in seinen Worten zusammen, ich bedanke mich und frage nun wiederum seine Frau: **»Ist es das, was Sie meinten?«** oder **»Haben Sie den Eindruck, Ihr Mann hat verstanden, was Sie meinen?«**

Falls Frau K. das verneint, bitte ich sie, ihre Sicht bzw. ihr Anliegen noch einmal zu formulieren – und die nächste Runde beginnt … bis die Botschaft wirklich so angekommen ist, wie sie gemeint ist, oder anders gesagt: *Bis es zu einer Verständigung gekommen ist.*

Zwischendurch hilft dabei die bewährte Standardformulierung: »Ja, das ist nicht so einfach, und gerade deshalb müssen wir *ganz langsam* vorgehen!« (→ 6)

Ziel des Ganzen: Zufriedenstellende Kommunikation lernen mithilfe eines neuen und oft lange, schmerzlich vermissten Vorbilds.

*

45 Das folgende Beispiel illustriert einerseits die große Bedeutung der regelmäßigen Verwendung von Schlüsselnachfragen wie 43 und 44 und bringt andererseits noch eine zentrale Wendung mit ins Paargespräch, die zur Verlangsamung und in der Folge zu einer enormen Entspannung führen kann.

Frau K., 35, selbstständige Webdesignerin, versucht ihrem Mann gerade, offenbar nicht zum ersten Mal, zu erklären, dass sie Angst hat, nicht genug Aufträge akquirieren zu können. Die Aussicht in die Zukunft beunruhigt sie, weil es auch bei Herrn K., 38, einem freien Journalisten, zurzeit nicht wirklich rundläuft.

»Und jedes Mal machst du auf heile Welt und sagst ›Das wird schon wieder …‹ und dass ich mir keine Sorgen machen soll. Mach ich aber, Gunnar.«

»Ja, und ich hab dir auch schon x-mal gesagt, dass ich tue, was ich kann. Ist halt 'ne schwierige Zeit gerade.«

Mein Einsatz! »Einen kleinen Moment mal. **Sie müssen sich nicht rechtfertigen, Herr K. Erst mal ist es wichtig, dass die Botschaft Ihrer Frau ankommen kann.«**

Herr K. grummelt widerwillig vor sich hin: »Weiß ich doch alles längst.« Und ist dabei nicht wirklich auf Empfang.

Ich mache einen Vorschlag: **»Wie wäre es mit einer Antwort wie: Aha, interessant, so ist das gerade bei dir.** Ohne dabei zu denken, Lydia wolle Sie angreifen.«

»Danke«, sagt jetzt Frau K. erleichtert. »Ich dringe gar nicht mehr zu Gunnar durch, wenn ich von meiner Angst sprechen möchte.«

»Tut mir leid«, lenkt Herr K. überraschend schnell ein.

»Wie hört sich das an?«, frage ich nun Frau K. (Also wieder → 43)

»Besser.« Frau K. streckt ihre Hand in Richtung ihres Partners, und der ergreift sie.

Das ist schön zu sehen, und ich sage nach einer kurzen Pause: »Ich habe ja noch einen kleinen Tipp für Sie.« (Dabei bleibt offen, ob ich beide oder nur Herrn K. mit »Sie« meine …) »Es ist ein großer Unterschied, ob man im Gespräch ansatzlos auf das Gesagte reagiert und sich zu rechtfertigen versucht, oder ob man erst einmal den kurzen Satz davorschaltet: **»Ich habe gehört, was du gesagt hast.«**

46 »Genau das meinte ich gerade«, sagt Frau K., »ich erreiche Gunnar gar nicht mehr, wenn ich irgendetwas davon erwähne, dass ich Zukunftsangst habe.«

»Und was passiert dann mit Ihrer Angst?«, frage ich.

»Die wird natürlich nicht kleiner«, erwidert Frau K.

»Also wär's gut, wenn Gunnar erst einmal zuhören könnte?«

»Ja.«

Die K.s sind ein Beispiel dafür, wie eine belastende berufliche Situation auch zu einer Beziehungskrise führen kann, wenn es nicht gelingt, einen wirklich hilfreichen und ermutigenden Austausch über die Sorgen zu gestalten.

»Wollen Sie es noch einmal versuchen?«, frage ich nun Frau K. »Wie ist das genau mit Ihren Befürchtungen?«

»Ja, ich möchte dir das so gerne erklären, Gunnar, weil es wirklich ernst ist.« Und Frau K. berichtet tapfer von so mancher Phase in ihrem Büro, in dem sie allein sitzt und vergeblich auf eine neue Anfrage wartet. Herr K. hört nach meinem Eindruck aufmerksam zu.

Als Frau K. geendet hat und ihren Partner anschaut, sagt der: »Das kann ich mir alles gut vorstellen, aber …«

Puh, ich muss wieder ran, und zwar sofort: »Entschuldigung, Herr K., bleiben wir erst mal bei dem ersten Teil des Satzes: ›Das kann ich mir alles gut vorstellen.‹ Der muss erst einmal ankommen dürfen. Denn: **Wenn jetzt noch ein Aber kommt, ist die Wirkung Ihres Satzes verpufft.** Was meinen Sie, Frau K.?«

»Das stimmt, wenn du gleich mit deinem Aber kommst, habe ich eben nicht das Gefühl, dass du dir vorstellst, wie es mir geht«, bestätigt Frau K.

»Ich möchte mal etwas Kniffliges zu unserer sprachlichen Kommunikation erläutern«, nehme ich den Faden mit ruhiger Stimme wieder auf. »Das kleine Wort ›aber‹ ist ganz schön tückisch. Es schmälert die Wirkung des vorher Gesagten enorm. Beim Empfänger kommt vor allem die Aber-Botschaft an, und er, der sich gerade geoutet hat, fühlt sich blockiert und unverstanden. Das passiert innerhalb von Millisekunden und hinterlässt ein diffus-mulmiges Gefühl. – Wie hört sich das an?« (Und noch mal → 43)

»Spannend«, sagt Frau K., und auch Herr K. nickt vage.

»Und es geht noch weiter. **Zu viele, zu schnelle Aber-Sätze – von beiden Seiten – sind so was wie Brandbeschleuniger.** Aber-Sätze sind meist Rechtfertigungsversuche, die beim anderen gar nichts Gutes bewirken können, wenn der sich noch unverstanden fühlt und deshalb seinerseits in den Modus der Vorwärtsverteidigung gehen muss. Am Schluss steht dann oft das Gefühl der Resignation auf beiden Seiten.«

»Das klingt nachvollziehbar«, sagt Herr K., »aber was soll ich denn sonst sagen?«

»Und.«

»Wie und?« Herr K. ist irritiert und zieht seine Stirn in Falten.

»Sie könnten das Aber durch ein Und ersetzen. Dann entsteht gefühlt kein Gegensatz oder Widerspruch, sondern eine Ergänzung, nämlich die Ergänzung einer anderen Sichtweise.«

»So einfach soll das sein?«, fragt Herr K. ungläubig.

»Probieren Sie es aus. Der erste Schritt dabei wird sicher sein, darauf zu achten, wann Sie mit Aber antworten wollen … Und dann einen neuen Anlauf mit Und … unternehmen.«

»Gute Idee«, sagt jetzt Frau K. – offenbar motiviert – und schaut ihren Partner aufmunternd an. »Und beim nächsten Mal erzählen wir, wie's gelaufen ist.«

»Gute Idee«, sage ich nun meinerseits.

*

47 Es kommt also entscheidend auf die sprachlichen Feinheiten in unserer Kommunikation an. Und wir als *Zwiesprache-Begleiter* können hilfreich sein, wenn wir gezielt intervenieren (→ drittes Kompass-A) und die Tücken einzelner Worte erläutern, sobald sie uns auffallen.

Jetzt ist es mal wieder so weit, als Herr L., beleibter und stolzer Inhaber einer Eisdiele mit jahrzehntelanger Familientradition, sagt: »Das ist doch jetzt egal, Marianne.« Und damit versucht, seine Frau zu stoppen.

Worauf jetzt reagieren? Auf das Doch (→ 48) oder auf das Egal?

Ich entscheide mich erst mal für: **»Sie sagen, für Sie sei das egal, ich bin gar nicht sicher, ob es auch für Ihre Frau egal ist.«**

Frau L., aufopfernd-getreue Co-Chefin in der Eisdiele, freut sich über meine Unterbrechung: »Nee, Gerd, ist es nicht. Du wischst das dann einfach so weg, und ich stehe da wie Hein-Doof.«

Ich spüre wegen des lustigen Begriffs einen Schmunzel-Impuls, lasse ihn aber nicht »nach draußen«. Stattdessen sage ich: »Der Satz ›Das ist doch egal‹ ist so ähnlich wie der Satz ›Das ist doch selbstverständlich‹. **Nichts ist egal und**

nichts ist selbstverständlich in einer Beziehung. Wenn meine Frau es als egal abtut, was ich sage, fühle ich mich nicht ernst genommen, und wenn meine Frau etwas für selbstverständlich nimmt, was ich für sie getan habe, fühle ich mich nicht wertgeschätzt.«

Ein kurzer Blick zu Frau L. zeigt mir, dass es ihr gefällt, was ich gesagt habe.

Ihr Mann wirkt hingegen so, als arbeite es energisch hinter seinen Augen.

*

48 Da ich gerade »einen Lauf« habe, wiederhole ich noch einmal: »In einer Beziehung ist nichts egal und nichts selbstverständlich. Und dann gibt es da noch das kleine Wörtchen *doch* in dem Satz ›Das ist doch egal‹. Und das Doch hat es auch in sich. **Ein Doch fühlt sich nicht gut an. Und man merkt gar nicht gleich, woran das liegt.** Wie finden Sie das, was ich sage?« (Und wieder → 43, ab jetzt werde ich nicht mehr darauf hinweisen.)

»Noch nicht drüber nachgedacht«, nuschelt Herr L.

»Interessant«, sagt hingegen Frau L. »Es klingt so, als wüssten Sie, woran es liegt …«, ermutigt sie mich zum Weitersprechen.

»Na ja, wie fühlt es sich an, wenn ich sage: ›Das müssten Sie *doch* selber wissen!‹«

»Unverschämt«, sagt Herr L. prompt.

»Genau, weil ein Doch im Satz den anderen versteckt für ein bisschen blöd erklärt oder vermittelt, dass man es selber besser weiß. Ein Doch stellt gefühlt ein Gefälle her zwischen dem Sender und dem Empfänger. Und das mögen wir nicht, wenn wir ungefragt von oben herab behandelt werden. Wenn ich sage: ›Das stimmt doch gar nicht‹, versuche ich in die Position des Überlegenen, des Rechthabers zu kommen und mich über den anderen hinwegzusetzen …«

Ich mache eine Pause, damit die Botschaft, als eine Aufmerksamkeitsfokussierung auf etwas wahrscheinlich völlig Neues, sacken kann.

*

49 Frau L. schaut mich freundlich an. Sie scheint zu überlegen, ob wir ihren Mann jetzt nicht zu sehr »in die Zange genommen haben«.

Das Gesicht von Herrn L. wirkt angespannt. *Körpersignale.* Absolute »Beachtungspflicht« in der Beratung! Was wollen sie sagen, was geben sie für Hinweise? Einfach nachfragen!

Entweder zirkulär »über die Bande«: »Was, meinen Sie, Frau L., bedeutet jetzt der Gesichtsausdruck Ihres Mannes?« oder – diesmal sicher besser – direkt adressiert: **»Was mag Ihr Stirnrunzeln jetzt bedeuten?«**

Es dauert eine Weile, bis Herr L. zögerlich antwortet: »Schwierig. Was Sie da alles in so einen kleinen Satz von mir reingelegt haben. Das finde ich total verwirrend. Und, ehrlich gesagt, empfinde ich das auch als Überrumpelung.«

Oha! Ich nehme Kontakt zu meinem »inneren Sortierer« auf. Er sagt mir: »Gut, dass du gefragt hast! Das kann jetzt mit der Art deiner Vermittlung zu tun haben – zu schnell, zu viel, zu altklug, zu vorwurfsvoll –, es kann aber auch mit dem zu tun haben, was Herr L. bisher erlebt hat und wie er auf neue Informationen reagiert.«

Mein innerer Sortierer macht mir hektisch sonst bewährte Vorschläge. »Du könntest jetzt nach einer vergleichbaren Situation zu Hause (→ 11) fragen oder nach einem Gefühl im Früher.« (→ 28)

Ich bedanke mich im Stillen bei ihm, entscheide mich aber für die sichere Basisvariante »Erstes Kompass-A = Ankoppeln«, das heißt: Herr L. fühlt sich kritisiert und überrumpelt und war so mutig, es offen zu sagen, also reagiere ich auf sein Gefühl. Ich sage: »Tut mir leid, wenn ich zu viel auf einmal wollte.«

Herr L. hebt den Kopf, wir schauen uns an. »Okay«, sagt er dann, »war wirklich viel.«

Sein Blick ist wieder weicher geworden.

Körpersignale: Bitte nicht leichtfertig übergehen! Sonst besteht die Gefahr, dass wir den Anschluss zu den Ratsuchenden verlieren und sich etwas (unbemerkt) verknotet oder verhärtet. (Siehe auch → 54, → 58, → 70)

*

50 Frau E. (→ 19 f.) hat heute eine mir noch nicht bekannte Parfümwolke mit in die Praxis gebracht. Sie ist erneut sehr chic gekleidet, ebenso wie ihr Mann, dessen nach hinten gegelte Haare mich allerdings nicht so ansprechen. Nach dem heutigen Aufwärm-Smalltalk wird Frau E. ernst: »Ich habe noch einmal darüber nachgedacht, was Sie in unserer letzten Sitzung gesagt haben. Sie meinten sinngemäß, ich müsse besser für mich selber sorgen. Das wollte ich mir auch zu Herzen nehmen und bin ein paar Tage mit meiner Freundin in ein Wellness-Hotel an die Ostsee gefahren. Aber Sebastian hat das prompt ausgenutzt, um mit seinen neuesten Groupies zu chatten.«

(Achtung, Be- bzw. Abwertung zur Verschärfung des Angriffs, siehe auch → 62, ich komme aber gar nicht »dazwischen«, denn:)

»Ach, Angela«, stöhnt Herr E. prompt auf, »das stimmt doch gar nicht.« (→ 48)

»Und dann streitet er immer alles ab, das macht mich ja so wahnsinnig«, ereifert sich Frau E. ansatzlos.

Soll ich denn jetzt wirklich nachforschen, was Herr E. während des Wellness-Wochenendes seiner Frau gemacht hat? Ich glaube nicht. Darum entscheide ich mich wieder einmal für eine der wirkungsvollsten Interventionen im Beratungsgeschäft: Ich schweige.

»Okay, dann erzähle ich jetzt mal, was meine Frau immer macht.« Herr E. lehnt sich in seinem Sessel nach vorne. »Du kontrollierst mich permanent, Angela. Ich musste ihr schon alle meine Passwörter geben, damit sie meine Netz-Korrespondenz lesen kann.«

»Weil du mir ja nie die Wahrheit sagst, Sebastian«, rechtfertigt sich Frau E.

Jetzt steige ich wieder ein und frage: **»Ihr Mann hat Ihnen noch nie die Wahrheit gesagt, Frau E.?«**

»Er lügt und leugnet meistens«, relativiert Frau E. sich selbst.

Ich wende mich an Herrn E. **»Und Ihre Frau kontrolliert Sie immer und permanent?«**

»Gefühlt ja«, beharrt Herr E.

»Das Einzige, was wir wirklich *immer* tun, ist ein- und ausatmen. Ansonsten machen die Worte *immer* und *nie* im Streit die Sache meist größer, als sie wirklich ist. Zudem stimmen sie in der Regel nicht.«

(Der Spezialist für beraterische Feinheiten, Manfred Prior, bringt es in seinem Bestseller »MiniMax-Interventionen« (→ Literatur) auf den Punkt: … *»Immer stimmt in Verbindung mit einem Problem nie!«)*

»Meistens verwenden wir diese Worte, um noch deutlicher darauf hinzuweisen, wie groß unsere Not ist. Merken Sie eigentlich, Herr E., wie groß die Not Ihrer Frau ist, dass sie Ihnen nicht mehr vertrauen kann?«

*

51 »Ja«, ist die knappe, überraschende Antwort von Herrn E.

»Wie ist es denn aus Ihrer Sicht dazu gekommen?«, frage ich, um die gute Chance zu nutzen.

»Das hat einerseits etwas mit mir zu tun und andererseits mit Angela.«

»Was mag das heißen?« – Auch Frau E. wartet gespannt.

»Es gab da vor einiger Zeit noch eine andere Frau in meinem Leben …«

»Eine?«, geht Frau E. dazwischen.

»Ich spreche jetzt von Barbara … Da waren Angela und ich noch nicht wirklich zusammen. Und außerdem flirten mich immer mal wieder andere Frauen an.«

»Ach so … sie flirten dich an«, äfft Frau E. ihren Mann mit gehässiger Stimme nach.

»Das kann Angela nicht gut aushalten, obwohl da wirklich nichts passiert.«

»Woher weiß Angela denn, dass da nichts passiert?«, frage ich.

»Weil ich es ihr sage.«

»Glaubt Angela Ihnen denn?«

»Das ist ja das Problem. Sie glaubt mir nicht mehr und steigert sich in ihren Kontrollwahn hinein.«

Bevor Frau E. mir erneut dazwischengrätschen kann, frage ich: »Sie vertraut Ihnen nicht mehr?«

»Nein.«

»Und was meinen Sie, könnte – wenn es denn möglich wäre – Vertrauen zwischen Ihnen wieder wachsen lassen?«

»Indem man ehrlich zueinander ist«, antwortet Herr E.

»Und wer ist jetzt konkret mit man gemeint?«

»Ich«, korrigiert Herr E. sofort.

»Wie hört sich das an, Frau E.?«

»Gut. – Ich möchte Sebastian ja gerne glauben, aber …« (→ 46)

»Ich weiß«, unterbreche ich Frau E. »Vielleicht geht da ja trotzdem noch etwas.«

*

52 Es kommt nur selten vor, dass ich bei einer »Man«-Formulierung nicht unmittelbar nachfrage, wer konkret gemeint ist. Je nachdem, wie weit mein innerer »Floskel-Seismograf« ausschlägt, und je nach Situation reagiere ich abgestuft: Den oft gehörten Satz »Das ist eine gute Frage …« werte ich meist als rhetorischen Versuch, um Zeit zum

Nachdenken zu gewinnen, und lasse ihn unkommentiert oder bedanke mich einfach für das »Kompliment«.

Bei hohlen Einschüben wie »Muss ich *ganz ehrlich* sagen …« oder »*Eigentlich* läuft es derzeit ganz gut zwischen uns …« frage ich dann schon mal nach: **»Was wäre denn, wenn Sie es nicht ehrlich sagen würden?«** oder **»… und nicht eigentlich?«**

Solche kleinen Aufmerksamkeitsfokussierungen auf unpräzise Füllworte und Phrasen wirken meist ausreichend verstörend, um einen bewussteren Sprachgebrauch anzuregen.

Manchmal, allerdings ganz selten, reagiere ich sogar auf vermeintliche Koseformeln wie »Schatz« oder »Hase«, zum Beispiel, indem ich mich nun doch an Frau I. (→ 37) wende: »Was meint Ihr Mann genau, wenn er schon mehrfach seinen Satz mit ›Schatz‹ beendet hat?«

»Dass ich mich nicht aufregen soll«, bestätigt Frau I. meine Vermutung der Beschwichtigung.

Fazit: Mein innerer Floskel-Seismograf ist stetig auf Empfang und leistet wichtige Dienste während der Paarberatung.

*

53 Ebenso wichtig ist es, auf positive sprachliche Kleinode zu achten und sie mitunter aus dem bisher Gesagten noch einmal hervorzuheben, damit sie ihre verdiente Wirkung entfalten und wertgeschätzt werden können.

So wäre es fahrlässig, die fast verschluckten Nettigkeiten, die es in jeder Paarberatung gibt, nicht immer wieder »groß und wichtig« zu machen.

Frau J. sehnt sich in ihrem anstrengenden Alltag mit drei Kindern und ihrer zunehmend dementen Mutter nach Aufmerksamkeiten ihres Mannes, der selber einräumt: »In Sachen Lob bin ich nicht die hellste Leuchte.« (→ 40)

Und doch hat er eben – versteckt in einer ausführlichen Klage über die Belastungen in seinem Job als Bädermonteur sowie der gedrückten Stimmung zu Hause – gesagt: »Das macht Elke ja jetzt schon über drei Jahre mit ihrer Mutter. Das ist schon schwer.«

»Haben Sie das gerade mitbekommen?«, wende ich mich umgehend an Frau J. **»Das war, glaube ich, ein Kompliment an Sie.«**

»Na ja«, wiegelt Frau J. ab.

Ich frage Herrn J. direkt: »War das ein Kompliment?«

»Ja, sicher, Elke. Ich weiß nicht, wie du das alles schaffst. Da bewundere ich dich schon sehr.«

*

54 Frau J. ist gleichzeitig ein bisschen verlegen und gerührt.

Das bietet mir erneut die Möglichkeit, auch in dieser Situation die nonverbalen Signale der Körpersprache (→ 49) zu nutzen, um die Stimmung noch ein bisschen mehr aufzulockern. Denn: **»Jetzt haben Sie sich das erste Mal, seit wir heute zusammen sind, angelächelt.«**

Die Gesichter des Ehepaares J. wechseln von einem Lächelanflug zu einem entspannten Strahlen. Beide schauen sich mit einem fast zärtlichen Blick direkt in die Augen. So habe ich die beiden noch nicht gesehen.

Es lohnt sich einfach, bewusst auf die kleinen Chancen – ich vermeide gerne das abgedroschene Modewort »Ressourcen«, weil ich es nicht mag – zu achten, positive Andeutungen der im Alltag verschütteten Wertschätzung und Zuneigung explizit anzusprechen und hervorzuheben, um dann, trotz üblicher, kleiner »Fluchtversuche«, dranzubleiben und die schöne Reaktion auf »schöne Sätze« ebenfalls noch einmal zu betonen. So entsteht eine potenziert-nährende Wirkung.

Und wieder ein kleiner Etappenerfolg!

*

55 Erfahrungsgemäß tauchen »hartnäckige Themen« in unterschiedlichen Zusammenhängen immer wieder auf. Beim Ehepaar B. (→ 4 f.) – er arbeitet für eine große Krankenkasse, sie als Gymnasiallehrerin – hängt ja der Haussegen schief, weil, vordergründig, Herr B. sich nach dem Eindruck seiner Frau nicht ausreichend von seiner Mutter abgrenzt. Eben schoss Frau B. einen neuen Giftpfeil in Richtung ihres Mannes ab: »Siehst du, auch da regiert deine Mutter rein, und du weißt nicht, wem du es recht machen sollst.«

Ihr unnachgiebig strenger Ton erinnert mich fatal an weit zurückliegende Schulzeiten.

Es geht um die Gestaltung des 50. Geburtstags von Herrn B., der im Grunde gar keine Lust zu einer großen Feier hat, seine (Herkunfts-)Familie aber auch nicht enttäuschen möchte.

Ich beschließe, der Sache heute genauer auf den Grund zu gehen, und wähle eine bewährte, gleichzeitig grundsätzliche wie präzisierende Frage an Frau B.: **»Was genau ist Ihr Ziel dabei, wenn Sie das so energisch formulieren?«**

Die Frage nach dem Ziel hinter einer vorwurfsvoll vorgetragenen Formulierung fordert dazu auf, sich über das eigentliche eigene Anliegen an den Partner und die möglichen Konsequenzen klar zu werden. Gleichzeitig verschafft sie dem Angegriffenen Zeit zum Luftholen.

Nun muss sich Frau B. sortieren. Dann antwortet sie beeindruckend klar: »Dass Michael endlich erwachsen wird und sich für mich entscheidet.«

»Und wie schätzen Sie die Aussichten ein, dass Sie mit Sätzen wie eben Ihr Ziel erreichen?« (→ 89)

Frau B. reagiert einsilbig: »Natürlich gering. Das weiß ich ja.«

Wahrscheinlich hat Frau B. es schon auf die unterschiedlichsten Arten versucht, die anhaltend anklagend-vorwurfsvolle ist jedoch in der Regel die am wenigsten erfolgreiche. Im Gegenteil – siehe Die apokalyptischen Reiter in Beziehungen → 77.

*

56 Die Wende in einer solch festgefahrenen Situation kann die Bitte um eine Umformulierung des Anliegens bringen. Auch Frau B. wird als erfahrene Lehrerin sicher schon davon gehört haben, die konsequente Umsetzung in emotional aufgeladenen Situationen ist jedoch enorm schwierig. Darum biete ich vorsichtig Folgendes an: **»Können Sie das, was Ihnen am Herzen liegt, auch als Wunsch an Ihren Mann formulieren?«**

Die gedankliche Umstellung vom Anklage-Modus auf die Suche nach Wunsch-Sätzen verändert die Atmosphäre oft nachhaltig. (An-)Klagen sind für den Adressaten schwer handhabbar und führen meistens zu einer Verteidigungshaltung. Ausgesprochene Wünsche sind der Ausdruck von Bedürfnissen, sie können erfüllt oder nicht erfüllt werden. Das macht es in gewisser Weise riskant, weil wir uns durch die Möglichkeit einer Ablehnung verletzlich machen. Darum »überspringen« wir in angespannter Stimmung oft die Selbstkundgabe des Wunsches, um uns zu schützen. Fatale Zwickmühle.

Frau B. hat in der Zwischenzeit weiter »sortiert« und sagt: »Ich wünsche mir, dass du deinen Geburtstag so feierst, wie du es möchtest, und nicht, wie du denkst, dass es deine Mutter will.« (Klingt immer noch ein bisschen nach »Erziehungs-Wunsch«, denke ich bei mir, aber sei's drum, denn:)

»Das würde ich gerne, Susanne«, ist Herr B. jetzt deutlich offener geworden. »Ich glaube, am allerliebsten würde ich einfach mit dir wegfahren. Auf irgendeine Insel – ohne die Kinder und ohne sonstige Familie.«

Frau B. wirkt überrascht, steht auf, geht zu ihrem Mann – und gibt ihm einen Kuss.

»Aber ich weiß nicht, ob ich das hinkriege …«, ergänzt jetzt Herr B. weiter ambivalent.

Zum Glück haben wir noch zwanzig Minuten bis zum Sitzungsende … Die Wünsche der beiden sind jetzt aber zumindest schon mal ausgesprochen.

57 In Bezug auf die sprachlichen Feinheiten geht es also immer wieder um das gezielte Umformulieren, damit die Kommunikation leichter »anschlussfähig« und befriedigender werden kann. Und es geht in der Beratung auch regelmäßig um die Vertiefung und Schärfung des Gesagten und der damit verbundenen Gefühle durch gezieltes Nachfragen.

Lydia K. (→ 45 f.) versucht ja, ihrem Partner Gunnar immer wieder klarzumachen, wie groß ihre Zukunftssorgen wirklich sind. Und da der jetzt tatsächlich auf Empfang geschaltet hat und nicht mehr, vielleicht aufgrund eigener Ängste als Selbstständiger, beschwichtigen und mauern muss, kann sie ausführlich und in Ruhe von ihren Kümmernissen berichten.

Es geht dabei auch um alte Gefühle – ihr Vater ging mit eigenen Unternehmungen zweimal in die Insolvenz – und um Zweifel, ob sie als Webdesignerin nicht noch eine weitere Ausbildung oder Umorientierung braucht.

Ich gehe bewusst nicht auf die vielfältigen Inhalte ein, sondern frage, nachdem sie geendet hat:

»Wie war das jetzt für Sie, das alles so zu erzählen?«

(Der amerikanische Psychotherapeut Irvin D. Yalom spricht bei dieser Frage von *Horizontaler Enthüllung,* also von einer Offenbarung über den Akt der Enthüllung, während die *Vertikale Enthüllung* die weitere Ergründung des Inhalts der Offenbarung bezeichnet. → Der Panama-Hut, S. 123 f.)

Frau K. wirkt ein bisschen überrascht, antwortet aber unmittelbar: »Gut. Das war schwer, aber gut.«

»Vielen Dank, dass Sie das alles so offen berichtet haben. Nun würde mich noch etwas Weitergehendes interessieren.

Sie haben ja von Ihren Sorgen und Befürchtungen gesprochen. **Wie genau fühlen die sich an? Wenn Sie zum Beispiel an eine Farbe denken, welche Farbe hätten Ihre Sorgen?«**

»Spontan fällt mir ein tiefes Schwarz ein, aber es ist, glaube ich, eher wie ein feuerdurchsetztes Violett mit grellem Gelb und Orange dazwischen.«

»Ein Feuer mit Violett, Gelb und Orange.« Pause. **»Und welche Temperatur hat das Feuer?«**

»Das brennt manchmal lichterloh und superheiß. Dann bekomme ich Angst, dass ich innerlich verbrenne«, ist die Antwort von Frau K., und ich wende mich erneut an ihren Partner: »Wussten Sie das, wie sich Lydia manchmal fühlt?«

»Nein«, sagt Herr K., fast schon ein bisschen schuldbewusst. »Nicht so genau.«

Das vertiefende Nachfragen zur genaueren Beschreibung von Gefühlen, Sorgen und Zweifeln kann vielfältig gestaltet werden: Wie ist das Gefühl? – Welche Farbe hat es? Welche Konsistenz, welche Temperatur? Oder auch welche Form, welche Gestalt? – Was sagt es, wenn es sprechen könnte? – Hört es zu, wenn man mit ihm spricht? etc. Alles wichtige Optionen und Informationen zur Versprachlichung von emotionalen Nöten und Verwirrtheiten. Damit wird die Last (gemeinsam) leichter zu tragen, und Austausch und Verständigung werden möglich.

*

58 Frau K. kämpft mit ihren Gefühlen. Sie schaut zu ihrem Partner und versucht offenbar gleichzeitig, ihre aufkommenden Tränen zurückzudrängen. Körpersignale sind, wie erwähnt, entscheidende Feinheiten im Beratungsprozess (→ 49, → 54).

Ich sage mit möglichst weicher Stimme: **»Das berührt Sie jetzt.«**

»Ja«, antwortet Frau K., und die Tränen dürfen fließen.

Nach einem kurzen Abwarten frage ich weiter: **»Wenn Ihre Tränen sprechen könnten, was würden sie sagen?«** oder **»Was ist es wohl genau, was Sie berührt?«**

»Irgendwie alles. Mein Papa und sein berufliches Pech. Dass mir die Kraft ausgeht beim Warten auf Aufträge … Und dass Gunnar mir jetzt so zugehört hat.«

Frau K. schluchzt und verbirgt ihr Gesicht in ihren Händen.

Ich schaue Herrn K. an, der wie paralysiert in seinem Sessel sitzt, hebe spontan meine offene rechte Hand und bewege dann leicht den Zeigefinger in Richtung der weinenden Lydia.

Herr K. zögert einen Moment, steht dann aber auf und berührt seine Partnerin leicht an der Schulter.

Die schaut zu ihm auf, steht ihrerseits auf und lässt sich erleichtert in den Arm nehmen.

Beide bleiben so lange stehen, bis der Atem von Frau K. wieder ruhiger geworden ist.

Ich habe dabei Pause.

*

59 Nun könnte ich sofort oder am Ende der Sitzung die K.s fragen, was sie gut fanden. Ich werde es heute aber nicht tun, weil es offensichtlich war, was an Positivem passiert ist.

Manchmal aber, und damit kommen wir zum Abschluss des *Feinheiten-Kapitels,* ist es für Außenstehende nicht nachvollziehbar, was gut oder nicht so gut war. So dient die häufig von mir verwendete Nachfrage bei vagen Sätzen wie »Das finde ich eigentlich ganz gut« gleichermaßen der Vergewisserung, der Klarheit und der Verankerung: **»Was genau finden Sie gut an dem, was Ihre Frau gesagt hat?«** oder **»Was genau fanden Sie gut in der heutigen** (oder der letzten) **Sitzung?«**

Das Wort »gut« – und mit ihm zahlreiche andere vermeintlich klare Wertungen und Allgemeinplätze – wird ebenso häufig wie vielsagend verwendet, sodass es sowohl im Interesse der Empfänger als auch zur genaueren Verortung für den Sender von Bedeutung ist, es mit weiteren Informationen zu spezifizieren. Erst die Präzisierung eröffnet eine passende Anschlussmöglichkeit auf den Kern der Aussage. Würde ich nicht im Sinne des vierten Kompass-A der Auswirkungsüberprüfung nachfragen, was genau Herr X »gut an der letzten Sitzung« fand, müssten seine Frau und ich weiter mutmaßen, was ihn erfreut, stolz gemacht oder weitergebracht hat oder was wer mit welchen Inputs bei ihm Positives ausgelöst und bewirkt hat.

Nachfragen lohnt sich – und Input ist mein nächstes Stichwort:

5. Ideen & Inputs

60 Im Grunde ist es die zentrale Grundlage für Beratungsgepräche: Ich stelle mich als »Medium« – und das nicht im esoterischen Sinne – zur Verfügung, um in passenden Momenten meine Ideen als Inputs in das Geschehen zurückzugeben. Manchmal sage ich das auch genau so: *»Sie kommen ja zu mir, damit ich Ihnen sage, was mir zu dem, was Sie erzählen und wie Sie auf mich wirken, auf- oder einfällt. Soll ich mal versuchen, das zu formulieren?«* Ob und wie diese Rückmeldungen und Angebote dann aufgenommen werden (können), ist ein weiterer Teil des Prozesses.

Dieses Kapitel dreht sich also um meine Impulse, die aus der großen »Interventions- und Methodenkiste der Erfahrung« gespeist werden. Manchmal sind es pointierte Schlüsselsätze aus dem Schatz des Beziehungswissens, die zum Innehalten und Überdenken anregen. Ein anderes Mal sind es Vorschläge, um gemeinsam in Aktion zu treten und damit neue Erfahrungen für das Paar zu ermöglichen.

So frage ich Jasmin und Georg, das um die Frage des Zusammenziehens ringende Paar G. (→ 28 f. und 36): **»Wie stehen Sie eigentlich derzeit zueinander? – Können Sie das mal zeigen, wenn Sie dazu aufstehen und sich so zueinanderstellen, dass es stimmig ist?«**

Nach solchen Vorschlägen bedarf es ein bisschen Geduld und mitunter auch einer kleinen weiteren Ermutigung: »Ist nur so eine Idee, vielleicht kommen wir damit ein Stück weiter. Sie müssten nur aufstehen und sich so zueinanderstellen, dass es passt.«

Jasmin G. macht den Anfang, steht auf, reicht ihrem Partner die Hand, stellt ihn eine Armeslänge von sich weg, lässt aber seine Hand nicht los: »So ungefähr!«

»Aha, gut – und wie ist das für Sie, Herr G.?«

»Nicht so eindeutig, glaube ich.« Er lässt Jasmins Hand los, stellt sich an ihre linke Seite und umfasst ihre Hüfte. »Mal ist es so – und mal ist es so für mich.« Er löst sich wieder und stellt sich zwei Schritte von seiner Partnerin auf. »Und du streckst dann deine Hand nach mir aus, aber ich kann sie nicht nehmen.«

Auch in der Beratung gilt: *»Ein Bild sagt mehr als tausend Worte.«*

Am Ende der Sitzung verabreden wir einen neuen Termin. Zehn Tage später sagt Jasmin G. diesen per Mail wieder ab, bedankt sich und teilt mit, sie habe sich von Georg getrennt.

Auch so ist Paarberatung.

*

61 »Unser derzeitiges Problem ist, dass wir im Grunde über nichts mehr sachlich sprechen können. Claudia ist einfach total durch den Wind«, klagt Pascal F., der seine Frau mit seiner Ex betrogen hatte (→ 21 ff. und 42). Männer wollen oft »zur Sachlichkeit zurückkehren«, während Frauen »es endlich ausführlich besprechen« und verstanden werden wollen. Diesmal ist *es* eindeutig das verletzte Vertrauen von Frau F.

Meine Antwort an Herrn F. kommt relativ spontan: **»Wie will man etwas sachlich klären, wenn die Beziehung nicht stimmt?«** Und dann: »Ich zeig Ihnen mal was.« Ich gehe zum

Schubladenschrank und hole zwei, an beiden Enden aneinandergeknotete Seile heraus: »Darf ich Sie kurz bitten, aufzustehen und sich so gegenüberzustellen, dass Sie diese zwei Seile mit beiden Händen stramm zwischen sich festhalten können. – Genau. Prima. – *Dieses rote Seil steht für Ihre Beziehung, das blaue für alles, was Sie sachlich miteinander besprechen wollen.* Beides verbindet Sie. Im Moment sind beide Seile ruhig und gespannt, Sie können also auf beiden Kanälen funken. – So weit okay?« Beide nicken. »Nun gibt es derzeit erhebliche Turbulenzen auf dem roten Seil.« Ich greife das gespannte Beziehungsseil in dessen Mitte und bewege es energisch hoch und runter. »Was passiert auf dem blauen Sachthemenseil?« – »Da geht nicht mehr viel«, begreift Herr F. die Botschaft sofort, während er versucht, das blaue Seil tapfer stramm zu halten. Claudia F. sagt nichts, scheint aber froh zu sein, als ich ergänze: »Genau, beide Seile sind miteinander verknotet. Wir müssen uns offenbar zuerst um die Turbulenzen auf dem roten Seil kümmern, dann wird es vielleicht auch wieder ruhiger auf dem blauen Kanal der Sachthemen … – Wollen wir uns wieder hinsetzen?«

Frau F. übergibt die Seile demonstrativ ihrem Mann, als wolle sie sagen: Hier hast du den Salat, und setzt sich zuerst wieder in ihren Sessel.

In der Folge greifen wir im Gespräch immer wieder auf das Sprachbild des roten und des blauen Seils zurück.

62 Svenja M., Mitte dreißig und engagierte Kinderkrankenschwester, dreht heute richtig auf und klagt ihr Leid in deutlichen Worten: »Andre hat sich, seit wir zusammenwohnen, zu einem echten Trauerkloß entwickelt. So kannte ich ihn früher gar nicht. Er hat zu nichts mehr Lust und ist ein piefiger Miesepeter geworden.«

Ich schmeiße mich (auch für den versteinert dasitzenden Herrn M.) in die Bresche und versuche es mit einem einfachen und ebenso zentralen Statement: »Einen kleinen Moment, Frau M. Bevor Sie weiterreden. **Es gibt einen großen Unterschied zwischen Beobachten und Bewerten.** Und es ist wichtig, sich über diesen Unterschied klar zu sein.« (Literatur → Rosenberg; u. a.)

Dieser Schlüsselsatz ist immer wieder gut platziert, um den Fokus auf die Auswirkungen von (Be-)Wertungen zu richten, gegen die der Empfänger sich nicht so schnell wehren kann.

Frau M. fragt: »Wie meinen Sie das?«

»Sie sprachen eben von einem echten Trauerkloß und piefigen Miesepeter, das sind ja ganz schön massive Zuschreibungen und Wertungen.«

»Ja, stimmt doch aber.«

»Moment. Ich wollte erst mal den Unterschied zwischen Beobachten und Bewerten erklären. Neulich hatte ich eine Beratung mit einem Paar, das gerade frisch zusammengezogen war. Als es stolz ihren Bekannten die neue Wohnung zeigen wollte, sagte einer der Gäste: ›Was, ihr habt getrennte Schlafzimmer?‹ Und die Frau sagte: ›Das hat mich total geärgert. Als stünden wir kurz vor der Scheidung … Dabei haben wir uns das doch gut überlegt.‹ Die implizite Wertung der getrennten Schlafzimmer hat die Frau gekränkt, wie hätten Sie reagiert?«

»Wahrscheinlich genauso«, sagt Frau M.

*

63 »Ja, zu schnelle und versteckte Bewertungen sind ein heikles Geschäft. Und es gibt noch eine andere Grundregel der menschlichen Kommunikation, die in Paarbeziehungen von großer Bedeutung ist. Ich persönlich nenne sie **die Internet-Formel** wegen des **www** darin. Sie lautet: **Das Wie ist wichtiger als das Was.** Wir reagieren viel stärker auf das, *wie* etwas gesagt wird, als auf das, *was* mitgeteilt wird. Ein Mann hat mal in der Beratung erzählt: ›Je nachdem, wie meine Frau meinen Namen ausspricht, hat es verschiedene Bedeutungen … Und um bei dem Beispiel der getrennten Schlafzimmer zu bleiben: Es hätte die Frau wahrscheinlich weniger gekränkt und geärgert, wenn ihr Bekannter als Beobachtung festgestellt hätte: ›Aha, ihr gönnt euch zwei Schlafzimmer.‹ Nun frage ich Andre, wie er den ›Trauerkloß‹ und ›Miesepeter‹ empfunden hat.«

»Das war schon ganz schön unter die Gürtellinie«, antwortet Herr M., von Beruf Automechaniker, um sofort zu relativieren: »Aber das kenne ich von Svenja ja schon.«

»Was, meinen Sie, hat Svenja in der letzten Zeit beobachtet, dass sie zu so einem Urteil kommt?«

Herr M. antwortet tapfer: »Svenja sagt, ich sei lustlos und langweilig geworden. Wir sollten nicht immer nur vor der Glotze hängen. Dabei möchte ich nach dem langen Tag in der Werkstatt einfach abschalten und entspannen.«

64 »Sie arbeiten beide viel, oder?« Das Paar M. nickt zustimmend. »Da ist es für Sie auch mal wichtig, den Feierabend gemeinsam zu genießen.«

»Genau«, bestätigt Herr M.

»Und Svenja sagte eben, dass sie Sie früher anders gekannt hat. Hat sich irgendetwas verändert zwischen Ihnen?«

»Na ja, es stimmt schon, dass es in letzter Zeit ruhiger geworden ist. Wir unternehmen nicht mehr so viel wie früher. Mein Problem ist bloß, dass Svenja – wie soll ich sagen – so erlebnishungrig und drängelig ist und auch irgendwie unstet und unberechenbar: Heute so, morgen so.«

»Ist das denn neu?«, frage ich.

»Nein, nicht neu. Im Grunde finde ich es ja toll, dass Svenja so spontan und flexibel ist.« (Erste Option, ein Kompliment-Kleinod zu würdigen → 53)

»Das klingt gut.« Ich wende mich an Frau M.: »Und was hat Andre, dass Sie sich in ihn verliebt haben?« (→ 8 f.)

»Ich habe Andre, sag ich immer, als meinen Fels in der Brandung kennengelernt. Ihn kann nichts aus der Ruhe bringen. Und wenn ich mal ein bisschen zu aufgedreht bin, holt Andre mich auf den Teppich zurück.« (Zweite Option für → 53)

»Klingt auch super. Und was passt jetzt nicht mehr?«

»Andre ist mir in letzter Zeit eben ein bisschen *zu* ruhig geworden. Und *er* findet mich zu flippig.«

Das, was Svenja und Andre M. berichten, deckt sich mit oft gehörten Klagen in längeren Paarbeziehungen, die ich jetzt mit folgenden Worten zusammenfasse: »Ja, das kommt gar nicht so selten vor. Damit sind Sie nicht allein: **Das, was am Anfang einer Liebe attraktiv war, wird später mitunter zu**

einem Problem. Die Frage ist nur, was Sie heute neu daraus machen.« (→ 76)

Der dazwischengeschobene Satz *Damit sind Sie nicht allein* hat übrigens auch in anderen Zusammenhängen eine wohltuende beruhigende Wirkung, die sich im Grunde von selbst erklärt: *Niemand will gerne allein sein …*

*

65 Gudrun und Manfred H. – beide knapp über 40, zwei Kinder in der Pubertät – verheddern sich nach eigenen Aussagen regelmäßig in zermürbende Streits über »Lappalien« (Zitat Frau H. → 30 f.). Heute will Herr H. in dem Gerangel um »angemessenes Alltagsverhalten« auch mal »punkten« und erzählt von seinem Ärger: »Wenn ich nach Hause komme, startest du jedes Mal einen Überfall auf mich. Dann willst du ansatzlos – ich hab noch nicht mal die Jacke aufgehängt – deinen Tag besprechen und alles, was dir wichtig ist, loswerden. Das wirkt auf mich so, als hättest du Angst, dass ich dir später nicht mehr zuhören würde.«

»Offenbar geht es Ihnen auch um ein passendes Timing«, sage ich. Seine Frau hatte sich ja darüber beschwert, dass ihr Mann am Tisch ohne sie zu essen beginnen würde.

»In gewisser Weise schon«, erwidert Herr H.

In mir steigt ein Gefühl auf, das sagt: Du kannst mit den H.s jetzt weiter an Wunschformulierungen arbeiten (→ 56) und Verabredungen treffen, du kannst die H.s danach fragen, wie sie sich gegenseitig um Verzeihung bitten (→ 14), du könntest sie auch fragen, wie hoch sie die Chancen dafür einschätzen, den anderen endlich so ändern zu können, wie sie es brauchen. Und es sagt: Du kannst das auch alles lassen und ihnen die Sache mit den Schuldscheinen anbieten. Das mache ich jetzt und sage: »Wie finden Sie folgenden Satz? **Glückliche Paare zerreißen die Schuldscheine der Liebe. Unglückliche horten sie, um sie später gegeneinander aufrechnen zu können.«**

Es vergehen einige Augenblicke, bis Herr H. nur ein Wort sagt: »Nett.«

»Ich hatte so das Gefühl, der könnte passen. Soll ich ihn mal aufschreiben?«

»Machen Sie das mal«, meldet sich Frau H. jetzt wieder zu Wort, ohne dass ich erkennen kann, ob sie der Satz erreicht hat.

*

66 Ich nehme also Zettel und Stift vom Beistelltisch und schreibe die zwei Sätze auf. Das gibt mir gleichzeitig ein bisschen Zeit zum Reflektieren. Mein Gefühl redet derweil weiter: »Die Reaktionen waren doch recht spröde, vielleicht braucht es noch etwas anderes, Konkreteres.«

Ich gebe den Zettel an Frau H., die ihn dankend in ihrer Handtasche verstaut, und wende mich an ihren Mann: »Sie sagten vorhin, dass Sie sich von Ihrer Frau überfallen fühlen, wenn Sie nach Hause kommen.«

»Ja, genau«, freut sich Herr H., dass ich ihn offenbar gehört habe und ihn nicht mit klugen Sprüchen abspeisen will.

»Wie wäre es, wenn Sie mir das mal zeigen, was beim Nach-Hause-Kommen genau passiert?«

Das Ehepaar H. braucht eine Schrecksekunde, bis es realisiert, was ich gemeint habe.

»Hier jetzt so?«, vergewissert sich Frau H.

»Ja, warum nicht, dann wird es vielleicht deutlicher«, sage ich. »Wo sind denn in der Regel die Kinder, wenn Sie nach Hause kommen, Herr H.?«

»Bei Freunden oder am Computer in ihren Zimmern, die kommen dann erst zum Essen runter und begrüßen mich eher gelangweilt. Gudrun wartet aber meistens schon auf mich …«

»Ja, genau darum geht es jetzt. Würden Sie dann mal auf den Flur gehen und so tun, als würden Sie die Tür aufschließen? Und Sie, Frau H., warten hier und reagieren wie sonst auch, okay?«

Solche nachgespielten Interaktionsbeispiele – inklusive der immer wieder gestellten Nachfrage: »Wie geht es Ihnen dabei?« plus Zeitlupen- und Zoom-Momente – sind prima geeignet, um unterschiedliche Empfindungen und Bedürfnisse in Worte fassen zu können. Denn oft fehlen im zunehmend hektischer werdenden Alltag dafür die Ruhe, die Zeit und das Bewusstsein, wie wichtig gerade der Austausch über kritisch erlebte Situationen ist (→ 87). Und es können Ideen entwickelt werden, wie es vielleicht für alle angenehmer gestaltet werden kann.

Herr H. wird heute belohnt, indem seine Frau verspricht, ihn in Zukunft erst einmal fünf bis zehn Minuten in Ruhe ankommen und auspacken zu lassen. Sie hat »im Spiel« nachvollziehen können, was ihre verständliche Ungeduld bei ihrem Mann an Abwehr auslöst. Und dass sie, wenn sie wartet, mehr von ihm bekommen kann als vorher.

Im Gegenzug verspricht Herr H., »den früher üblichen Begrüßungskuss wieder einzuführen«.

*

67 Es gibt Beratungen, die sich relativ bald »übersichtlich« anfühlen. Da ist es nicht schwer, im Sinne des zweiten großen Kompass-A »am Auftrag des Paares entlangzuarbeiten«.

Und es gibt – gar nicht so selten – Beratungen, in denen sich eine ungeahnte Fülle an »Baustellen« auftut. So sagt zum Beispiel Frau N., 38, ehemals Fotoredakteurin und Mutter von drei Kindern: »Sie sind im Grunde unsere letzte Hoffnung. Lars und ich brauchen wirklich Hilfe. Aber ich weiß gar nicht, wo ich anfangen soll. Wir kämpfen schon so lange miteinander …« Frau N. ringt bereits um Fassung. Ihr Mann, 42, viel beschäftigter Chefredakteur einer auflagenstarken Zeitschrift, übernimmt und sagt: »Ich glaube, Beatrice meint, dass sich schon so viele gegenseitige Verletzungen angehäuft haben, wir kommen einfach nicht mehr auf einen gemeinsamen Nenner.«

Im weiteren Gespräch wird der Umfang des Themen-Knäuels erahnbar: Das zweite Kind der N.s hat eine schwere Behinderung – in den Tagen nach der Geburt übersahen die Ärzte entscheidende Signale – und Frau N. fühlt sich alleingelassen mit der anstrengenden Betreuung. Herr N. hat oft »wichtige berufliche Termine, die eben einfach vorgehen«. Der Vater von Herrn N. liegt im Sterben, den letzten Umzug für die Karriere hat Herr N. gegen den Willen seiner Frau entschieden, der Hausbau war enorm kräftezehrend und so weiter. »Ich glaube, angefangen hat es damals mit meiner ersten Abtreibung«, ergänzt Frau N. noch unter Tränen.

Puh, das ist wirklich viel. Das heißt wieder einmal: Ganz langsam vorgehen (→ 6) und zuerst, nach der Lehre der Traumatherapie, das Augenmerk auf die Stabilisierung legen.

»Wir kämpfen schon so lange miteinander«, hatte Frau N. gesagt, also müssen sich beide, wenn möglich, *eine Kampfpause gönnen* (siehe auch → 91), damit sich etwas (auf-)lösen lässt.

»Sie versuchen schon so lange, das Knäuel der schwierigen Themen zu entwirren. Kann es sein, dass die bisherigen Lösungsversuche das Knäuel eher noch fester gemacht haben?«

»Ja, da ist was dran«, sagt Herr N.

»Ziehen Sie bitte eine Weile nicht mehr weiter! Wir müssen erst den richtigen Faden finden und aufribbeln. Wenn man zum Beispiel an einer verknoteten Doppelschleife im Schnürsenkel immer weiter zieht, löst sie sich auch nicht. Man macht es nur noch schlimmer. Also unternehmen Sie bitte in der nächsten Zeit zu Hause nichts, um etwas lösen zu wollen.« (Siehe auch → 76)

»Das sagen Sie so leicht«, wendet Herr N. ein.

»Ja, das sage ich so leicht. – Wie finden *Sie* meinen Vorschlag, Frau N.?«

»Gut, ich würde sehr gerne eine Pause vom Kämpfen machen.«

»Wir puzzeln das Knäuel gemeinsam auseinander, okay?« (Hoffnung vermitteln → 2)

68 In der nächsten Sitzung bitte ich das Ehepaar N. – ganz traditionell in der Rolle des *Moderators* – darum, jeweils getrennt auf einzelnen Karten »die größten Verletzungen und Knackpunkte« aufzuschreiben, sodass wir sie übersichtlich (auf dem Flipchart) nach Gewicht(ung) sortieren und, wenn es gut läuft, einzeln anschauen und »befrieden« können.

Als die »Verletzungskarten« in ihrer ganzen Fülle im Raum stehen, sagt Frau N.: »So fühlt es sich die ganze Zeit auch an, das ist so wahnsinnig viel.«

»Ja, das ist sinnbildlich der Rucksack, den Sie mit sich rumtragen, auf einen Blick. Wie geht es Ihnen damit, Herr N.?«

»Ich bin gespannt, was Sie jetzt vorschlagen.« Herr N. bleibt offenbar im beruflich bewährten Manager-Modus.

»Mit welchem der Themen wir anfangen, müssten Sie ja gemeinsam entscheiden. Ich möchte zuerst noch etwas Wichtiges ergänzen. In besonders belastenden Situationen gilt nämlich eine alte, einfache Regel für die menschliche Psyche. Und die lautet: **Je größer der Druck, desto älter die Muster, mit denen wir auf ihn zu reagieren versuchen.** Das heißt, wir tun gut daran, beim weiteren Vorgehen mit in den Blick zu nehmen, was Sie jeweils von früher mitbringen. In akuten Konflikten gehen wir nämlich oft noch immer so vor, wie wir es ganz früh gelernt haben, obwohl das mitunter gar nicht mehr passt. Und in Beziehungen ist es hilfreich, die Muster vom anderen zu kennen und zu verstehen. (Siehe *Kapitel Prägungen* → 28 ff.) Ein anderes Paar hat hier mal einen sehr schönen Begriff dafür kreiert. Es sprach davon, dass sie beide durch die Beratung eine neue Haltung gefunden hätten, und die nannten sie: *Der liebevolle Blick auf die Nöte des anderen.* Das fand ich toll und könnte schon fast ein neuer Buchtitel sein. Es hilft enorm, wenn man die Geschichte des anderen kennt und Verständnis dafür aufbringt, warum er oder sie so geworden ist.« (Fortgesetzt stabilisieren und Hoffnung vermitteln!)

*

69 »Welches der letztes Mal gesammelten Verletzungsthemen ist nach Ihrem Eindruck denn schon ausreichend zwischen Ihnen besprochen worden, sodass wir es erst mal so lassen können?«, versuche ich einen positiven Annäherungsversuch an den Themenrucksack.

»Keine der Karten, die da hängen, würde ich sagen«, startet Frau N. Heute wirkt sie ein bisschen weniger erschöpft.

»Da muss ich Beatrice recht geben, fürchte ich«, ergänzt Herr N.

»Und welchem Thema möchten Sie sich vielleicht heute gemeinsam annähern?«

»Ich würde tatsächlich gerne noch mal mit dir darüber sprechen, wie es damals zu der Abtreibung gekommen ist. Das trage ich schon so lange mit mir herum«, sagt mutig Frau N. »Würdest du mir da bitte noch einmal zuhören?«

»Ich finde ja, das liegt schon so lange zurück, aber wenn du es gerne möchtest, machen wir das«, willigt Herr N., wenn auch zögerlich, ein.

»Okay, prima«, sage ich und leite über zu einer der wichtigsten Basis-Interventionen in der Paarberatung: **»Bitte**

setzen Sie sich dafür mal mit Ihren Stühlen so gegenüber, dass Sie sich gut anschauen können. – Ja, genau. – **Und jetzt reichen Sie sich bitte gegenseitig die Hände. Das hilft dabei, dass das Gesagte auch gut ankommen kann.«**

Auch ich verändere meine Position leicht, indem ich meinen Sessel nah genug und gleichzeitig nicht zu nah mittig neben den N.s platziere.

»Wir machen also eine Reise in die Vergangenheit …«, sage ich und Frau N. beginnt, davon zu erzählen, wie es ihr mit der damals getroffenen Entscheidung ging, die sie aus heutiger Sicht in Zweifel zieht. Lars N. wusste davon nichts, hört aber zum Glück aufmerksam und mitfühlend zu.

Mein Part dabei: Vorsichtige Rückkopplungsfragen zum Verstandenfühlen (→ 44 ff.).

Es entwickelt sich eine sehr intensive Sitzung mit vielen Tränen – schließlich sogar auf beiden Seiten – und so mit der Chance für ein bisschen Heilung.

Vielleicht könnte es so weitergehen mit dem Aufschnüren des Rucksacks …

*

70 Rückblende. »Tut mir leid, wenn ich zu viel auf einmal wollte«, habe ich gerade zu Herrn L. gesagt, der sich von meinen Erläuterungen zu den Wörtchen *egal* und *doch* überrumpelt gefühlt hat (→ 47 ff.). Mit einem leisen »Okay« nahm er meine Entschuldigung an, und in der anschließend entstehenden Pause höre ich meinem inneren Sortierer weiter zu: »Vielleicht hast du eine Chance herauszufinden, auf was Herr L. bei dir so reagiert hat. Sagt ihr nicht immer

Mülltrennung dazu? Wo genau gehört welches unangenehme Gefühl hin?«

Ich beschließe, mich vorsichtig vorzutasten. »Wie geht's?«, frage ich nach einer Weile, schaue Herrn L. wieder direkt an und neige meinen Kopf leicht zur Seite.

»Ehrlich gesagt, nicht so toll gerade.«

»Ja, nicht so toll … mir auch nicht. Und ich habe überlegt, wie es wohl kommt, dass wir da gerade so ein bisschen aneinandergeraten sind. **Kommt Ihnen das irgendwie bekannt vor?**« (Siehe Kardinalfrage → 28)

Die gleiche Frage könnte ich natürlich auch an Frau L. stellen, die vielleicht ähnliche Situationen aus dem Alltag mit ihrem Mann in der Eisdiele kennt. Jetzt hört sie gespannt zu.

»Nein, bisher fand ich das ganz hilfreich, was Sie sonst so gesagt haben …«, antwortet Herr L.

Die Idee ist offenbar noch nicht übergesprungen, ich muss präziser werden.

»Das freut mich, und ich meinte es noch ein bisschen anders. Sie sagten, dass Sie sich von mir überrumpelt gefühlt haben. Und ich habe überlegt, ob Sie das aus anderen Zusammenhängen in Ihrem Leben bereits kennen.«

»Ja. … Ich glaube schon«, antwortet Herr L. nach kurzer Überlegung. Jetzt hat die Idee gezündet.

»Ich habe einen großen Bruder, der heißt Karsten. Der sollte eigentlich zuerst die Eisdiele übernehmen, aber er hat lieber studiert und arbeitet jetzt bei Siemens als Ingenieur. Der hat sich zu einem echten Klugscheißer entwickelt und weiß alles besser.«

»Das ist wahr«, stimmt Frau L. ihrem Mann jetzt spontan

zu. »Der hält sich wirklich für was Besseres, und Gerd ist für ihn nur noch ›der Eismann‹.«

»Das ist ja spannend und auch neu für mich. **Kann es denn sein, dass ich Sie gerade an Karsten erinnert habe und im Grunde eine Verwechslung vorliegt?«**

»Ich weiß nicht. Belehrt werden mag ich auf jeden Fall gar nicht, das weiß auch Marianne, oder?« Herr L. schaut zu seiner Frau.

»Ich will dich nicht belehren, Gerd. Ich will nur, dass ich dir nicht egal bin«, schließt Frau L. den Kreis (→ 47 ff.).

»Hast recht gehabt«, sage ich im stillen Dialog zu meinem inneren Sortierer, »hat sich gelohnt, noch mal nachzufragen.« Frau L. und ich haben es also auch mit dem »Klugscheißer« Karsten zu tun, auf den Herr L. nicht gut zu sprechen ist ... Das ist gut zu wissen, und ich werde meine Wortwahl zukünftig anzupassen versuchen.

*

71 Manche Beratungsanfrage wirkt total eilig: »Bei uns brennt es. Wir brauchen dringend Ihre Hilfe!« Und dann wird es ganz schön schwierig, überhaupt gemeinsame Termine zu finden (»Herr Hansen, arbeiten Sie wohl auch am Wochenende?«). Das gestresste Ärzte-Ehepaar O. ist so ein Beispiel, beide Ende dreißig, Dr. Lukas O. hat als Internist mit Kollegen eine Gemeinschaftspraxis und Ärger mit seiner ersten Frau, oft über den pubertierenden Sohn Finn. Dr. Melanie O. arbeitet als Anästhesistin in einem privatisierten Krankenhaus – 120 Kilometer entfernt von Hamburg – im Schichtdienst. »Wir sehen uns selten, und wenn wir uns sehen, kämpfen wir gegeneinander um unsere letzten Ressourcen, weil wir beide so erschöpft sind.«

Nachdem sie das alles in einem mit großer Mühe schließlich doch gefundenen Abendtermin berichtet haben, beschleicht mich wieder die sich neuerdings immer häufiger aufdrängende Frage: Was muten sich manche Menschen eigentlich alles zu? Und dann fragen sie einen Paartherapeuten, warum sie nicht glücklich miteinander sind …

Heute nehme ich einfach mal die Abkürzung und gehe gleich »auf die Zwölf«: »Für mich klingt das, was und wie Sie es schildern, enorm anstrengend und stressig. Und Sie sind ja Fachleute in solchen Dingen: **Was, denken Sie, bekommen Sie zuerst, wenn Sie so weitermachen?** Einen Hörsturz, ein Magengeschwür, einen Bandscheibenvorfall oder Herzrhythmusstörungen? Oder zerbricht Ihre Ehe?«

Herr O. antwortet gequält: »Einen Hörsturz hatte ich schon, als ich mich von meiner ersten Frau getrennt habe.« Aha …

»Ganz so drastisch würde ich es nicht beschreiben, aber ich mache mir auch manchmal Gedanken, ob wir unser Pensum auf Dauer durchhalten. Und dann noch die privaten Reibereien«, fügt Frau O. hinzu.

Der bekannte Teufelskreis, denke ich bei mir als erste Hypothese: Im Beruf voll beansprucht und ausgepowert, soll's die Beziehung richten, und die wird dann durch große Wünsche und hohe Ansprüche überfordert. Paarberatung ohne Einbeziehung der »relevanten Außenrealitäten« der Beteiligten funktioniert nicht. Kurz erkläre ich deshalb den vermuteten Überlastungs- und Überforderungszusammenhang, um dann fortzufahren: »Ich erzähle Ihnen als Ärzte ja nichts Neues, ich überlege aber wirklich: **Wer sitzt am längeren Hebel – Sie oder Ihr Körper? Und was würde der zu dieser Frage sagen?«**

Hoffentlich war das nicht zu direkt und die O.s mögen überhaupt wiederkommen (→ 7).

*

72 Ich habe tatsächlich eine zweite Chance bekommen, auch wenn wir wieder lange nach einem neuen passenden Termin suchen mussten, weil der verabredete kurzfristig wieder abgesagt wurde. Alles nicht so einfach heutzutage. Jetzt soll es um die von Frau O. erwähnten »privaten Reibereien« gehen. Ich trage meine Idee zu einer ersten visuellen Bestandsaufnahme vor: »Könnte es interessant für Sie sein, sich darüber zu verständigen, wie ausgeglichen beziehungsweise wie konfliktreich Sie beide Ihre Beziehung erleben?«

»Klingt erst mal gut«, sagt Herr O., »was haben Sie denn vor?«

»Sie müssten was aufmalen. Dazu gebe ich Ihnen beiden je ein Blatt Papier und drei Stifte in den Ampel-Farben Grün, Gelb und Rot. Grün steht dabei für *Alles klar, wir haben Konsens. Sozusagen: Freie Fahrt.* Gelb bedeutet: *Achtung, nicht alles im grünen Bereich, wir erleben Diskrepanzen und Turbulenzen.* Und Rot heißt naheliegenderweise: *Gefahr, Konflikt, rotes Tuch!* – Sie malen dann bitte einen großen Kreis auf Ihr Blatt und überlegen separat, mit wie viel von welcher Farbe Sie diesen Kreis Ihrer Beziehung aufteilen und ausfüllen wollen. **Wie viel grüne Übereinstimmung**

erleben Sie, wie viel Differenzen in Gelb und wie viel echte Konflikte in Rot? Wenn Sie Ihren Kreis aufgeteilt haben, malen Sie bitte die Flächen in den drei Farben aus.«

Nach ein paar Nachfragen machen sich die O.s getrennt ans Ausmalen ihrer »Beziehungstorte« und sind anschließend neugierig darauf, wie das Gegenstück aufgeteilt wurde.

Auf der Grundlage der Farbkreise läuft das Gespräch fast wie von selbst, es muss nur durch Fragen geordnet werden wie zum Beispiel: Wie war das für Sie, Ihre Beziehung so aufzumalen? Sind Sie überrascht vom Ergebnis Ihres Partners/Ihrer Partnerin? Oder deckt es sich mit Ihrer Einschätzung?

Was macht vor allem den jeweiligen grünen Bereich aus? Wo empfinden Sie genau die Diskrepanzen? Gibt es einen aktuellen Konflikt, den wir vorrangig anschauen sollten? Und womit sollen wir anfangen? (→ Literatur: Weber)

»Ich fand es sehr spannend, mal genau zu überlegen, wie sich das für mich anfühlt in unserer Beziehung. Und als Einstieg sind mir ganz verschiedene Dinge und Situationen eingefallen. Wie ging es dir damit, Lukas?«

»Ähnlich«, antwortet Herr O. – Es läuft. Hoffentlich finden wir noch weitere Termine …

*

73 Sylvia D. hatte »den überheblichen Blick« ihres Mannes Martin beklagt und dass er »immer alles besser weiß« (→ 15 ff.). Der wiederum hatte sich beschwert, dass Sylvia seine Ratschläge nicht ernst nehme und oft nur mit einem abwertenden »Jaja« reagiere. Gleichzeitig wusste Herr D., dass Sylvia durch die Maßregelung ihres Stiefvaters negativ geprägt ist, und Frau D., dass Martin sehr unter der Scheidung seiner Eltern gelitten hat. All diese Informationen versuche ich heute noch einmal konstruktiv zu bündeln und frage: »Wie war das noch mit den guten Ratschlägen? Die mögen Sie nicht so besonders, oder? Erinnere ich das richtig, Frau D.?«

»Nein, nicht wirklich. Ich habe ja nichts dagegen, wenn Martin mir zuhört und seine Ideen dazu besteuert, aber ich bekomme immer wieder das Gefühl, dass er mich für doof hält.«

Das ist der Moment für einen Satz, der besonders gut anwendbar in Paarberatungen ist, weil er enorm entspannendes Potenzial birgt: **»Ich glaube ja, Martin macht das nicht mit böser Absicht. Im Gegenteil. Er meint es gut mit Ihnen.«**

Die positive Absicht eines Handelns – seien es Ratschläge, Beschwichtigungen, Deutungen etc., die vom Gegenüber als unpassend empfunden werden – herauszustellen, kann die Wogen glätten helfen und eine neue, andere Bezogenheit herstellen: *Ach so, du möchtest mir im Grunde helfen … das ist nett. Nur die Form passt für mich noch nicht. Lass uns über das Wie reden (→ 63) und versuchen, uns darüber zu verständigen, wie es besser passt.*

Der wiederholte Hinweis auf die gute Absicht – oder im Fachjargon die *positive Konnotation* – bricht so manches Eis aus Vorwurf und Gegenvorwurf.

74 So fahre ich fort: »Nehmen wir also an, dass Sie beide in bester Absicht handeln. Dann ist es ja besonders tragisch, dass Sie nicht zusammenkommen. Also sollten wir uns das Timing der Ratschläge anschauen. Das ist nämlich eine heikle Sache. **Zu schnell gegebene Ratschläge bewirken oft das Gegenteil des Beabsichtigten.** Wie hört sich das an?«

»Ja, genau«, bestätigt Frau D. »Ich habe oft das Gefühl, Martin weiß es schon, wie es geht, und vor allem, dass er meine Sorgen, Zweifel und Unsicherheiten nicht ernst nimmt und einfach über sie hinwegredet.«

»Das ist interessant. Sie fühlen sich von Martin erst nicht ernst genommen, und dann fühlt Martin seinen Ratschlag von Ihnen nicht ernst genommen. Ganz schön verzwickt … Wir müssen also auch da ganz langsam vorgehen und schauen, was im Einzelnen passiert. Ich glaube, ein Ratschlag ist eine super Sache, nur ist es zuallererst wichtig, dass etwas davor geschieht, damit er auf fruchtbaren Boden fallen kann. Denn, wie gesagt, sie sind ja im Grunde gut gemeint! – Wie ist das für Sie, Herr D., was wir gerade besprechen?«

»Machen Sie bitte mal weiter, Sie wollten etwas zum Timing sagen.« Offenbar ist Herr D. schon »mit im Boot«.

»Okay, Ratschläge ›aus dem Nichts‹ gehen meistens nach hinten los. Sie übergehen das verunsicherte, verzagte Gefühl dessen, der von etwas berichtet, was für ihn schwierig, stressig oder traurig ist. Wenn schon alles klar wäre, würde es ja eben nicht so schwierig sein.

Der zu schnell gegebene Ratschlag lässt ein gefühltes Gefälle entstehen: *Ich bin unten und hilflos, du bist oben und weißt alles*. Das fühlt sich zusätzlich nicht gut an und eben nicht als Unterstützung.

Zuallererst brauche ich also eine einfühlsame Reaktion auf meine Verunsicherung, den Druck oder meine Traurigkeit. Dann so etwas wie einen solidarischen Schulterschluss – vielleicht auch in Form einer Umarmung – und erst dann, wenn sich die verwirrten, verzagten oder traurigen Gefühle etwas beruhigen konnten, kann man gemeinsam überlegen, was vielleicht zu tun ist.

Das heißt für die Zukunft, Herr D.: **Vor Ihre Ideen für Ratschläge schalten Sie die einfache Frage: ›Wie geht es dir damit?‹«**

»Vielen Dank, das haben Sie sehr gut erklärt«, sagt Frau D. erleichtert, »wie fandest du das, Martin?«

»Ich glaube, ich hab das erste Mal verstanden, was da immer bei uns schiefläuft. Ich meine es nämlich wirklich nicht böse.«

»Das weiß ich doch, ich ja auch nicht.«

Und ich denke bei mir: Timing ist alles … das gilt auch für die Paarberatung.

PS: Das mit den zu früh gegebenen Ratschlägen erläutere ich übrigens recht häufig in den Sitzungen – vor allem Männern, die bei Problemen gerne schon mal in den »Macher-Modus« übergehen und damit ihre Partnerinnen noch mehr frustrieren. Trotzdem steige ich auch oft ein, wenn Frauen sagen: »Du musst doch nur …« (gedachte Fortsetzung: »… das machen, was ich dir vorschlage.« → 48)

75 Zwischen den diversen, gemeinsam erstellten Genogrammen (→ 32 ff.), sonstigen Themensammlungen und individuell festgehaltenen »Merksätzen« aus den Beratungen gibt es in dem Bogen-Set am Flipchart in der Praxis auch ein paar »didaktische Übersichten«, die ich bei passender Gelegenheit durch Umschlagen der Papiere ans Licht bringen kann (siehe auch → 77, → 83).

Frau A. (→ 2 ff.) würde so gerne wieder in einen intensiveren Austausch mit ihrem Mann kommen, und Frau J. sehnt sich in ihrem anstrengenden Alltag nach verbaler Anerkennung ihres Mannes (→ 39 ff.), der seinerseits dachte, seine Frau wisse doch, dass er sie dafür bewundert, was sie alles leistet (→ 53).

Der knappe Satz **»Gedacht ist nicht gesagt«** wird dann zu einem beschreibenden, nicht (be-)wertenden (→ 62) Aha-Moment und führt in der Regel zu einem »Ja-sicher-das-sollte-ich-in-Zukunft-ändern«-Kopfnicken.

Bei anderen Paaren geht es eher um Schlüsselsätze wie **»Gesagt ist nicht gehört.«** Oder **»Gehört ist nicht verstanden.«** Sie drücken die kommunikative Grundregel aus: **»Die Bedeutung einer Nachricht bestimmt der Empfänger.«** Gleichzeitig fokussieren sie die Aufmerksamkeit auf Minimalhindernisse in der Verständigung und ihren möglichen Abbau.

Nicht immer, aber recht häufig, stehe ich, nachdem ich eines dieser »diagnostischen Motti« ausgesprochen habe, auf und suche den Bogen mit den sieben Thesen des Verhaltensforschers Konrad Lorenz (1903–1989) aus den Flipcharts heraus.

1. **Gedacht ist nicht gesagt.**
2. **Gesagt ist nicht gehört.**
3. **Gehört ist nicht verstanden.**
4. **Verstanden ist nicht einverstanden.**
5. **Einverstanden ist nicht gekonnt.**
6. **Gekonnt ist nicht getan.**
7. **Getan ist nicht beibehalten.**

Ich schlage dann den Bogen auf und frage: »Welcher dieser Sätze trifft wohl am stärksten auf die Kommunikation zwischen Ihnen beiden zu?« Die anschließende spontane (oder auch zögerliche) Verortung der wichtigsten Kommunikationshemmnisse – immer wieder gibt es auch dabei »typische« Differenzen zwischen Mann und Frau – ist erhellend und eröffnet erfreulicherweise auch die Möglichkeit zu manch auflockernd-humorvollem Kommentar (→ 41).

*

76 Es kann also auf sehr unterschiedlichen Ebenen in der Geschlechterkommunikation »knirschen«. Brisant und gefährlich für das Wohlbefinden der Beteiligten wird es, wenn sich das Nicht-verstanden-Fühlen und die dazugehörige Resignation in die Beziehung einschleichen und »festbeißen«. Meistens können wir recht genau aufzählen, welche Standard-Probleme und Dissonanzen unser Paar-Leben erschweren, und wünschen uns, dass wir uns nicht an diesen immer wiederkehrenden »Streitthemen« abarbeiten müssten.

Darum ist die folgende Botschaft zu einem oft verwendeten Schlüsselsatz in meinen Beratungen geworden: **»Entscheidend ist nicht, ob wir alle Probleme lösen können. Entscheidend ist, dass wir in Kontakt bleiben, wenn wir es versuchen.«** (Siehe auch das Wilchfort-Internet-Projekt → 13)

Dazu bedarf es in der Paarberatung Ermutigung auf diversen Ebenen.

So geht es in Anlehnung an die sieben Sätze von Konrad Lorenz um den Mut zum (Wieder-)Erlernen vom

1. angemessenen An- und Aussprechen
2. aufmerksamen Zuhören
3. einfühlsamen Nachfragen
4. fair geführten Austausch über verschiedene Bedürfnisse und Interessen
5. Verständnis für menschliche Begrenztheiten (die eigenen und die des Partners)
6. um die Überprüfung, warum ich eigentlich nicht tue, was gut für unsere Beziehung wäre, und
7. warum ich es immer wieder vergesse/unterlasse, es einfach zu tun.

Der Begriff Perfektion passt einfach nicht zum Begriff Partnerschaft, irgendetwas wird uns immer stören oder fehlen. Entscheidend ist, dass wir uns wohlfühlen, wenn wir miteinander in Kontakt sind. (Siehe auch → 87 und → 97)

77 Manchmal ist aber gerade das »Gut-miteinander-in-Kontakt-Sein« die »zentrale Baustelle«, und so lautet einer der häufigsten Aufträge (→ zweites großes Kompass-A) in der Paarberatung, pointiert formuliert: *Helfen Sie uns herauszufinden, ob wir noch zusammenbleiben wollen/können.* oder übersetzt: *Sagen Sie uns, ob wir noch eine Chance haben!* Frau P., 35, Sozialpädagogin mit einer zehnjährigen Tochter aus erster Beziehung, drückt es noch deutlicher aus: »Ich glaube, wir haben unsere Beziehung schon zerstört. Wir streiten einfach viel zu viel.«

»Wie viel streiten Sie denn in Ihrer Beziehung?«, bitte ich um eine ungefähre Orientierung.

»Ich würde sagen, achtzig Prozent«, antwortet Herr P. erstaunlich schnell. Herr P. ist 39, Lehrer an einer Gesamtschule und hat ebenfalls zwei Kinder aus erster Ehe. »Wir können uns wirklich nicht mehr gut verständigen, vor allem über den Umgang mit unseren Kindern.«

»Achtzig Prozent fielen mir spontan auch ein«, ergänzt Frau P.

»Aha, beide würden Sie sagen, Ihre Beziehung besteht zu achtig Prozent aus Streit, und Sie überlegen, ob Sie die Ehe mit all ihren Vor- und Nachteilen noch weiterführen wollen. Habe ich das richtig verstanden?«

»Ja, wenn Sie uns da eine Einschätzung geben könnten, wäre das hilfreich«, formuliert es Herr P. recht gediegen.

»Vielleicht können wir ja gemeinsam zu einer Einschätzung kommen. **Haben Sie schon mal etwas von den apokalyptischen Reitern in Beziehungen gehört?«** Ich sehe ein doppeltes Kopfschütteln.

»Das Bild der apokalyptischen Reiter aus der Bibel hat ein bekannter amerikanischer Paartherapeut – witzigerweise heißt er auch noch Gottman – aufgrund von vielen Untersuchungen und Beobachtungen von streitenden Paaren für die Erfolgschancen von Beziehungen übersetzt.«

Ich stehe auf, gehe zum Flipchart in der Praxisecke, suche in dem Papierblock ein bestimmtes Plakat und schlage die darüberliegenden Bögen nach hinten. Dort steht, genau für solche Momente vorbereitet:

Die apokalyptischen Reiter in Beziehungen

1. Verletzung/Kritik/Vorwürfe
2. Verleugnung/Rechtfertigung/Gegenvorwürfe
3. Verachtung/Missachtung
4. Rückzug/Mauern/Kontaktabbruch
5. Machtgerangel

»Erkennen Sie sich darin wieder?«, frage ich nach einer Weile, während der die P.s das Plakat aufmerksam studiert haben.

»Ja, sicher, genau so läuft das bei uns.«

»Herr Gottman sagt, je mehr die Paarkommunikation von diesen apokalyptischen Reitern bestimmt wird, desto geringer sind die Chancen, dass eine Beziehung langfristig gelebt werden kann. Denn eine anhaltende Streitschleife mit fortgesetzten Machtkämpfen kann kein Mensch auf Dauer aushalten.«

»Das ist ernüchternd, wie Sie das so deutlich sagen«, resümiert Frau P., »es klingt so, als hätten wir wirklich keine Chance mehr.«

»Ich wollte das aufgreifen, was Sie heute am Anfang gesagt haben. War Ihre Einschätzung nicht: ›Ich glaube, wir haben unsere Beziehung schon zerstört‹? Die Idee mit den destruktiven Reitern sagt lediglich. Sie wären nicht allein (→ 64), das ist schon vielfach beobachtet und untersucht worden. Sie müssten sich entscheiden, diese Reiter aus Ihrer Beziehung zu verbannen oder sie zumindest im Zaum zu halten.«

»Gerne«, sagt Herr P. energisch. »Darum sind wir ja hier.« – Auch Frau P. nickt.

Die Gefahr ist benannt: Eine Paarberatung kann nicht alles »wiedergutmachen«, wenn schon zu viele Reiter unterwegs waren/sind. *Ein »Arbeitsbündnis gegen die apokalyptischen Reiter« kann allerdings geschlossen werden. Das Paar muss bereit sein, wirklich etwas zu ändern an seiner »Streit(un)kultur«.* Dann eröffnen sich zahlreiche Optionen weiterzumachen, zum Beispiel mit → 13, → 85, → 91 oder mit einer der folgenden Übungen → 78 bis → 82 (Literatur → Gottman; Weber; Hansen u. a.).

*

78 »Erfahrungsgemäß geht es ja in Streits darum, dass ich genau diesen einen, so überaus wichtigen Punkt für mich entscheiden und mich mit meiner Meinung durchsetzen will. Das kann ganz verbissene Formen annehmen. Man ahnt zwar, dass das nicht gut für die Beziehung ist, kann aber trotzdem nicht aufhören. Ich hätte da eine Idee. Haben Sie Lust zu einem kleinen Experiment?«

Ein Okay hatte ich von den P.s im Grunde ja schon vorab bekommen. So bitte ich die beiden aufzustehen. **»Bitte stel-**

len Sie sich einmal so auf, dass Sie sich gut anschauen können. – Prima. – Jetzt halten Sie Ihre Hände jeweils in Brusthöhe hoch und legen sie flach gegen die des anderen, ohne die Finger ineinanderzufalten. Stellen Sie sich bitte vor, Sie tragen zu Hause einen Streit aus – das Thema ist egal, denken Sie sich eins aus, über das Sie richtig in Rage geraten können. Anders als zu Hause gibt es hier allerdings nur jeweils ein Wort. **Der eine sagt nur Ja, die andere nur Nein.** Der Einsatz von Stimme und Körperkraft ist erlaubt, sonst aber nichts. Nur Ja und Nein. Und Sie schauen sich dabei bitte in die Augen. Wer will zuerst Ja sein und wer Nein?«

Herr P. legt los: »Ich mach zuerst Nein.« Seine Partnerin schmunzelt: »Das wollte ich gerade auch.« – »Dann mach du …«, lenkt Herr P. ein. Sagt das schon etwas über ein mögliches Muster?

»Gut, dann bin ich Nein, und du Ja«, sagt Frau P., und beide legen langsam los. Dann wird es richtig lebendig in der Mitte des Praxisraums. Herr P. setzt seine Körperkraft ein, Frau P. eher ihre Stimme: »NEEIIN!«

Ein echtes Gerangel mit reduziert-konzentrierten Mitteln … bis die Kräfte erlahmen und die Luft raus ist. »Puh, anstrengend«, sagt Frau P., »und so sinnlos irgendwie.«

»Wie war es für Sie, Herr P.?«

»Na ja, nützt ja nichts, sich gegenseitig plattmachen zu wollen.« (→ 76)

»Wollen Sie es noch mal andersrum versuchen und die Rollen tauschen, dann wäre jetzt Babette Ja und Claus Nein? – Und vielleicht versuchen Sie eine Alternative zum Plattmachen zu finden …«

Die P.s probieren etwas Neues – ein Anfang ist gemacht,

und die Reflexion des unmittelbar körperlichen Streiterlebens wird abschließend als »sehr hilfreich« (Zitat Frau P.) kommentiert.

(Literatur → Stevens, u. a.)

*

79 Frau R. beschwert sich wiederholt vehement, dass sie mit ihrem Halbtagsjob bei einer Kosmetik-Kette, zwei Kindern plus Haushalt viel mehr gibt als ihr Mann, der sich bekochen lässt und sich hinter seinem Computer versteckt: »Alles muss ich allein machen! Und wenn ich dann um etwas Konkretes bitte, maulst du rum, und ich kann ewig darauf warten!«

Ihr Mann, selbstständiger IT-Berater für verschiedene Auftraggeber, fühlt sich seinerseits nicht gewürdigt: »Du stellst das so dar, als wenn ich Däumchen drehe. Das ist Arbeit, wenn ich am Rechner sitze, Hanna. Wie bitte schön kommt denn das Geld für den Hauskredit aufs Konto?«

Das klingt nach einer bekannten Endlosschleife, die kann ich sicher guten Gewissens unterbrechen: »Stopp mal eben. Ist es richtig, dass Sie sich regelmäßig darum streiten, ob es in Ihrer Beziehung gerecht zugeht in Sachen Geben und Nehmen? Ob die gefühlte Beziehungswaage da in etwa ausbalanciert ist?«

»Ja, genau«, sagt Frau R., ihr Mann wartet erst mal ab.

»Dann hätte ich einen vielleicht hilfreichen Vorschlag. Dabei geht es um genau diese gefühlte Balance von Geben und Nehmen. Bitte stellen Sie sich mal so auf, dass Sie sich gut ansehen und sich mit angewinkelten Unterarmen die

Hände geben können. **Dann übernimmt einer von Ihnen sinnbildlich den gebenden Part und der andere den nehmenden. Das geschieht dadurch, dass der Nehmende die Handflächen nach oben hält und alles aufnimmt, was er bekommt. Der Gebende legt seine Hände auf die nehmenden und gibt so alles, was er geben möchte.** Okay? Wer möchte zuerst wer sein?«

»Ich würde gerne zuerst was bekommen«, ergreift Frau R. ihre Chance.

»Wäre das für Sie in Ordnung, Herr R.? Dann würden Sie Ihre Hände auf die Ihrer Frau legen und ihr etwas geben. Es muss nichts Konkretes sein, es geht um die Geste des Gebens. – Ja, genau. – Und nun schauen Sie mal, wie sich das anfühlt mit dem Geben und dem Annehmen.«

Die R.s schauen sich zuerst an, dann lange auf ihre Hände. Es ist still in der Praxis.

Dann fragt Frau R. bissig: »Gibst du schon was?«

Das ist hart. Herr R. nimmt die Hände hoch und lässt seine Arme hängen: »Du merkst eben nicht, wenn ich dir was geben will.«

»Nee, ich hab nichts gemerkt, das stimmt.«

Es dauert ein bisschen, bis ich diese Situation moderiert bekomme, Herr R. ist nachhaltig gekränkt. Schließlich kann ich dann doch noch fragen: »Und wollen Sie jetzt noch mal tauschen? Hanna gibt, Tim nimmt?«

Das Thema Anbieten, Geben, Zulassen, Annehmen liegt bei den R.s offen »auf der Hand«. Die Sitzungen mit dieser Übung erinnere ich als ausgesprochen intensiv und spannend. Und nicht nur ich, sondern auch die Paare.

80 »Beraten Sie eigentlich auch homosexuelle Paare?«, hatte mich Herr S., 45, tätig im Modebereich, bei seinem ersten Anruf gefragt. Und ich hatte geantwortet: »Ein ausgewiesener Experte bin ich dabei wohl nicht, aber versuchen können wir es gerne, wenn Sie es mir zutrauen.«

So war Herr S. mit seinem Partner, 43 – beide arbeiten in derselben Firma – in die Beratung gekommen. Ich bekam den Eindruck: Ihre Paarprobleme unterscheiden sich im Grunde nicht wesentlich von denen, die ich schon kenne. In unserer dritten Sitzung biete ich ihnen eine einfache und effektive Übung mit folgenden Worten an:

»Wir gehen Beziehungen ja immer mit bestimmten Vorstellungen ein in der Hoffnung, dass sich genau diese Vorstellungen in der Partnerschaft erfüllen werden. Ich nehme hier mal ein einfaches Blatt Papier und möchte Sie nun bitten, sich so gegenüberzusetzen, dass Sie es gut jeweils an den Seiten mit Ihren beiden Händen festhalten können. Dieses Blatt steht für Ihre Beziehung, und es geht jetzt um die Frage, wie Sie sich in Ihrer Partnerschaft durchsetzen, um das zu bekommen, was Sie sich wünschen.« Ich lasse eine kleine Pause. »So weit okay? Gut. Dann geht es los. **Bitte versuchen Sie jetzt ohne Worte, Ihre Vorstellung von und Ihre Wünsche an Ihre Beziehung dadurch durchzusetzen, indem Sie das Blatt in Ihren Besitz bringen.«**

Sie merken schon beim Lesen: Bei dieser Übung kann viel passieren – und andererseits auch wieder nicht so viel. Dabei geht es um die indivuellen (biografisch erlernten) Strategien, in einer Partnerschaft seine eigenen Bedürfnisse anzumelden und durchzusetzen, und – falls sie nicht erfüllt werden – um die Strategien, mit der Frustration umzugehen. Wie weit geht der Einzelne, das Blatt »auf seine Seite zu ziehen«. Überlässt er dem Partner das Feld, um die Beziehung nicht »reißen« zu lassen? Macht er ihm anschließend Vorwürfe für sein »zu forsches« oder auch für sein »zu lasches Vorgehen«?

All diese Fragen und viele mehr tauchen sinnbildlich im Ringen um ein fragiles Blatt Papier auf und werden metaphorisch erleb- und verhandelbar. Fazit: Selber mal ausprobieren!

*

81 Wo wir gerade dabei sind. Es gibt noch eine weitere schöne Übung mit dem DIN-A4-Blatt.

Diese biete ich heute dem Ehepaar T. – beide sind in der Immobilienbranche tätig – an, das sich immer wieder in gegenseitige Vorwürfe verstrickt, um nun endgültig mal deutlich zu machen, dass der jeweils andere doch wirklich die meiste Schuld am nicht so tollen Zustand der Ehe trägt. Dabei möchten sowohl Frau T. als auch ihr Mann mich gerne als Schiedsrichter auf die eigene Seite ziehen.

Um zu demonstrieren, wie sinnlos sowohl das eine als auch das andere Ansinnen ist, nehme ich ein Blatt aus meinem Notizen-Ordner, halte es hoch und sage: »Stellen Sie sich bitte mal vor, dieses Blatt sei die Gesamtmenge der ›Schuld‹, über die Sie gerade gestritten haben. Und jetzt setzen Sie sich bitte gegenüber und nehmen das Blatt zwischen sich in beide Hände. – Okay? – Gut. – Nun geht es darum, dass Sie sich überlegen, **wie groß Ihr persönlicher Anteil an der Gesamtschuld für Ihre gemeinsame Situation ist.**

Diesen Anteil an Verantwortung trennen Sie bitte von dem Blatt Papier ab und nehmen ihn an sich.«

Jetzt gibt es zahlreiche Verlaufsoptionen: Beide lassen das Blatt los, der eine versucht dem anderen das Blatt zuzuschieben (was nicht richtig funktioniert), es wird tatsächlich ein Teil des Blattes abgerissen, vielleicht bleibt ein (größerer) dritter Teil übrig/liegen. Was bedeutet der dann? Oder es wird sogar mutig das Papier zerknüllt und demonstrativ in die Ecke geworfen. Es kommt in jedem Fall zu aussagekräftigen Bildern, die im anschließenden Austausch angeschaut und diskutiert werden.

Augenfälliges Ziel der Übung: Lohnt es sich wirklich, sich gegenseitig mit Schuldzuweisungen zu zermürben? Und: Bin ich grundsätzlich bereit dazu, meinen Anteil am Geschehen zu sehen und zu verantworten? Gibt es überhaupt eine Alternative zu diesem Verantwortung-Übernehmen? (Siehe auch → 90)

*

82 Und jetzt kommt meine persönliche »Herzens-Übung« im doppelten Sinne. Der Kfz-Mechaniker Andre M. (→ 62 ff.) kann – so ist mein Eindruck – nach dem vielen Reden »gut mal etwas zu tun bekommen«.

So wende ich mich an ihn: »Darf ich Ihnen mal meinen Eindruck schildern? (→ 60) – Ich glaube, Ihre Frau ist ganz schön verzweifelt. Man könnte sogar sagen, ihr Herz hat sich in sich zurückgezogen, es ist traurig und immer mal wieder auch wütend, aber vor allem schon eine längere Zeit verzagt. – Ich möchte Sie um Folgendes bitten. Stehen Sie bitte beide mal auf und stellen sich mit einem kleinen Abstand zueinander gegenüber auf. Jetzt machen Sie, Frau M., mit Ihrer rechten Hand eine feste Faust. – Danke, sehr gut. – **Diese Faust steht für das eben beschriebene verzagte Herz Ihrer Frau.** Es ist in sich zurückgezogen und fest. Wie könnten Sie, Herr M., als pragmatischer Mann, dieses Herz – bitte ganz ohne Worte – wieder erreichen? **Was müssten Sie unternehmen, damit es sich wieder ein bisschen öffnen kann?** Wollen Sie das mal versuchen?«

Der erlebnisfreudigen Kinderkrankenschwester Svenja M. scheint die Idee zu gefallen, sie drückt ihre Hand extra fest zusammen. Herr M. zögert noch. Diese Aufgabe ist nicht ohne.

Was hat Herr M. für Möglichkeiten? Die Faust seiner Partnerin energisch »aufbiegen« (was bringt das?), sie zärtlich streicheln oder küssen, ein bisschen draufklopfen? Herr M. probiert einiges aus, die Faust bleibt geschlossen. Kurz bevor er aufgeben will, ermutige ich ihn, es könne auch etwas Unkonventionelles, etwas bisher noch nicht Ausprobiertes sein. Wieder überlegt Herr M. Dann stellt er sich neben seine Frau, nimmt ihre linke Hand in seine rechte und schaut Svenja sanft von der Seite an. Nach einer ganzen Weile sinkt der rechte Faustarm von Frau M., entspannt sich etwas, und sie schaut ihren Mann ebenfalls an. Beide lächeln.

Ich mag diese Übung sehr.

Natürlich »funktioniert« sie auch andersherum – die Frau versucht, das Herz ihres Mann (wieder) zu erreichen – und manchmal scheinbar auch gar nicht. Und auch das ist oft erhellend. Zu besprechen gibt es im Anschluss immer etwas. (→ Literatur sowie weitere schöne Anregungen und Übungen: Stevens; Cöllen; Weber)

*

83 Das Ehepaar R. – sie Verkäuferin und Hausfrau, er IT-Berater (und wenig Hausmann) – hatte sich ja mutig auf das Thema Geben und Nehmen in ihrer Beziehung eingelassen (→ 79). Das lief nicht so ganz reibungslos, und ich überlege vor der nächsten Sitzung, ob ich den beiden vielleicht noch einen anderen »Pack-an« anbieten könnte.

So greife ich heute die einleuchtende Idee des amerikanischen Paartherapie-Kollegen Gary Chapman (*1938) auf, dass wir alle unsere Liebe und Verbundenheit sehr unterschiedlich ausdrücken bzw. auszudrücken meinen und die Liebes-Botschaften unserer Partner/innen unterschiedlich werten und gewichten. Kurz: *Es gibt nicht nur eine Sprache der Liebe, sondern mindestens fünf.*

Ich frage also das Ehepaar R.: »Kann es sein, dass Sie in der Liebe manchmal ein bisschen auf verschiedenen Liebeskanälen aneinander vorbeifunken? Dass es sich gar nicht so recht als Wertschätzung und Liebesbeweis anfühlt, wie der andere es gemeint hat?«

»Gut möglich«, überlegt Herr R., und seine Frau fragt: »Wie meinen Sie das genau?«

»Dazu muss ich Ihnen mal etwas zeigen …« Ich stehe auf und suche den folgenden Flipchart-Bogen aus der Sammlung (→ 75 und → 77):

Die fünf Sprachen der Liebe

1. Lob und Anerkennung/Bestätigung in guten Worten
2. Zweisamkeit/Gemeinsam verbrachte Zeit
3. Geschenke/Aufmerksamkeiten
4. Hilfe/Unterstützung
5. Zärtlichkeit/Körperkontakt/Sex

(→ Literatur: Chapman)

»Herr Chapman hat aufgrund seiner Beratungen mit vielen Paaren herausgefunden, dass wir uns in der Liebe in verschiedenen Codes oder Sprachen unterhalten. Der eine fühlt sich besonders geliebt, wenn er oft gelobt und verbal bestätigt wird.« Ich zeige auf die *Sprache 1*. Eine andere fühlt sich wichtig und wohl in der Partnerschaft, wenn das Paar viel Qualitätszeit zu zweit verbringen kann: Erlebnisse, Gespräche, essen gehen, Gemeinsamkeit – siehe *Sprache 2*.« Nach weiterer Erläuterung und ein paar Momenten des Sackenlassens frage ich: »Ist die Idee klar geworden? – Okay, und nun kommt's: **Was, meinen Sie, sind für Sie jeweils die besonders wichtigen ›Sprachen der Liebe‹ in Ihrer Beziehung?** Wäre es interessant für Sie, sich darüber mal auszutauschen und zu verständigen?«

»Auf jeden Fall«, sagt Herr R. spontan und legt gleich los: »Ich würde ja die 5. Sprache etwas höher ansiedeln und gewichten.«

»War klar, Tim«, steigt Frau R. jetzt auch ein und bleibt ernst dabei. »Mal ehrlich, ganz so einfach scheint es ja nicht zu sein. Lass mal ruhig gemeinsam überlegen …«

Und das tun wir dann ausgiebig – immer mit Blick auf das Flipchart mit den *fünf Sprachen der Liebe*.

84 »Janine, ich habe es dir schon so oft gesagt: Es hat wirklich nichts mit dir zu tun.«

Janine U. ringt seit Minuten um ihre Fassung, greift immer wieder zur Taschentuchschachtel und ist wirklich verzweifelt. Das wiederum kann ihr Partner Alexander, der sich gerade zu ihrem Ex-Partner erklärt hat, nicht gut aushalten. Wer will es einem ehemals geliebten Menschen nach Eröffnung der Trennung auch extra schwer machen? Sie sind nicht häufig, aber sie kommen vor in der Beratung: Die Live-Momente, in denen Beziehungen zu Ende gehen.

Der Satz von Herrn U., es habe nichts mit Janine zu tun, tröstet sie natürlich überhaupt nicht, steigert im Gegenteil ihre Verzweiflung. Alexander redet weiter »um den heißen Brei herum«, und Janine bekommt keine Antwort auf ihre in die Taschentücher geschluchzte Frage »Warum denn? Ich versteh's nicht«.

Auch ich bin betroffen von dem spürbaren Schmerz und merke, wie sich leise eine Liedzeile in meinen Kopf schleicht. Es ist der Song von Bonnie Raitt (*1949): *I can't make you love me if you don't / You can't make your heart feel something it won't.*

Ich mag dieses Lied sehr, nicht nur, weil es so schön gesungen ist.

Und ich denke an einen der prägnanten *Schlüsselsätze der Liebe* von Oskar Holzberg (*1953, → Literatur), der lautet: *Liebe ist eine Entscheidung!*

Nach meinem Eindruck hat Herr U. lange darüber nachgedacht, ob er die Beziehung zu Janine fortsetzen möchte – und er hat sich dagegen entschieden.

Jetzt geht es darum, Janine zu (unter-)stützen. Und vielleicht die konkreten nächsten Schritte – am besten, Alexander übernachtet erst mal bei einem Freund etc. – zu besprechen.

In einer solchen Situation versuche ich, die weitere Suche nach Antworten auf Janines »Warum?«-Frage zu vermeiden, sie macht die Sache meist nur noch schmerzhafter. Wahrscheinlich gibt es auch gar nicht *die eine* Antwort.

Ich weiß noch, dass ich einen Satz angeboten habe, von dessen Gewicht mich die Beratungen überzeugt haben. Er lautet: **»In der Liebe ist ein Nein in der Regel stärker als ein Ja.«** oder eben: *»Ich kann es nicht machen, dass du mich liebst.«*

Janine U. kam noch zweimal zu einer Einzelbegleitung in der Trennungsphase. Ihr Kummer hielt lange an. Alexander fand zum Glück recht bald eine neue Wohnung.

*

85 Im Grunde trage ich während der Sitzungen unter den zahlreichen imaginierten Rollen-Hüten, die ich schon erwähnt habe, noch eine Art Stirnband. Darauf steht die Frage: *Wie gehen Sie damit um, dass Ihre Frau/Ihr Mann anders ist als Sie?*

Denn das ist das zentrale Thema in der Paarberatung. Was bedeutet es in unserer Beziehung genau, dass wir Menschen nun einmal unterschiedlich sind – in Geschlecht, Geschmack, Erfahrung, bei den Bedürfnissen, Interessen, Problemlösungsstrategien, eben in allem … Wie erleben und gestalten wir das, wie leben wir unsere Unterschiedlichkeit in der Partnerschaft? Mein Job als *Tourguide* ist es, genau das herauszufinden und mit dem Paar zu thematisieren. Zum Beispiel mit folgenden Worten: **»Wenn ich Sie bitten würde, dass Sie sich beide hier mit einem Blatt Papier vor das Fenster setzen und aufschreiben, was Sie da draußen sehen, und mir das im Anschluss schildern, wäre ich sicher, dass Ihre Beschreibungen recht unterschiedlich ausfallen würden. Was meinen Sie?«**

Dieser angeregte Gedankenausflug reicht meist schon aus, um zu vehemente »Kapier doch endlich, dass meine Sichtweise die einzig richtige ist«-Exzesse zu stoppen (siehe auch → 77, → 86, → 90), und bringt die Kontrahenten wieder auf den Boden der Tatsache: *Wenn ich nicht anerkenne, dass du anders bist, kann ich dich nicht erreichen.* Und es kommt noch eine Steigerung hinzu: *Wenn ich nicht anerkenne, dass du dich veränderst, kann ich dich nicht behalten.*

Es gibt ja den schönen Kalauer, die meisten Frauen würden bei Eheschließung hoffen, dass ihr Mann sich im Laufe der Jahre noch ändern wird. Im Gegensatz dazu hoffe die Mehrzahl der Männer, dass sich ihre Frau nicht ändern wird. Der Umgang mit Unterschieden *und* der Umgang mit Veränderung bleiben also Dauerthemen in den Beratungen – deswegen das Schweißband unter den Hüten.

*

86 Erinnern Sie sich noch daran, was es war, das Sie zu diesem Buch greifen ließ? War es eine Empfehlung, ein Zufallsfund oder sogar der Buchtitel selbst?

»Lieben ist schöner als Siegen«!

Diese fünf Worte sind die Richtschnur für mich als Paartherapeut, und wenn ich sie in der Beratung ausspreche, passiert etwas in und mit den Gesichtern mir gegenüber. Dieser Schlüsselsatz birgt tatsächlich einen gewissen Zauber. Er beschreibt pointiert das Glücksgefühl, wenn man nach einem aufreibenden Streit, in dem man alles gegeben hat, um zu »gewinnen«, zurückkehren kann zu Verbundenheit und Zuneigung. Danach sehnen wir uns, und das ist etwas ganz Besonderes, das uns Menschen gegeben ist. Nach einem Konflikt voller Differenzen und Dissonanzen wieder anknüpfen an die schönste aller Emotionen, die so schwer in Worte zu fassen ist, während die Weltliteratur dadurch entstand, es zu versuchen.

Im verbissenen Streit- und Kampfmodus bekommen wir in der Regel diesen riskanten ›Tunnelblick‹, verbeißen uns ineinander, verrennen uns in etwas und verlieren dabei – und das ist das Tragische – den Kontakt zum anderen (→ 76). Wenn es dann mit Worten und Gesten der Versöhnung gelingt, dem Wir-Gefühl der Liebe wieder eine Chance zu geben, wird einem klar, was wirklich Priorität in einer Partnerschaft und vielleicht sogar im ganzen Leben hat.

Ich würde mich freuen, wenn ich in diesem Buch ein paar Ideen und Werkzeuge beschreiben konnte, mit deren Hilfe dieses besondere Gefühl vermittelbar wird: *Lieben ist schöner als Siegen.*

Der deutsche Kabarettist Vince Ebert (*1968) hat noch zwei pragmatische Praxistipps formuliert, die dabei helfen, gar nicht erst in den Streit- und Kampfmodus einzusteigen. Hier kommen sie:

1. Wenn du falsch liegst, gib es zu.
2. Wenn du recht hast, halt die Klappe.

Wenn es nur so einfach wäre … aber als »Denkzettel« ganz pfiffig, finde ich.

*

87 Als Ausklang des *Ideen-&-Inputs-Kapitels* möchte ich Ihnen noch vom Ehepaar V. berichten, das seit zwei Jahrzehnten gemeinsam einen Heizungs- und Sanitärbetrieb führt. Die V.s wurden – und das ist etwas Besonderes! – von ihren Kindern mit den Worten »Ihr müsst euch endlich mal Hilfe holen!« in die Beratung geschickt, »weil wir uns wegen der vielen Arbeit über die Jahre wohl aus den Augen verloren haben. Aber eigentlich wollen wir gar nicht so nebeneinanderher leben«, betont Frau V.

Im Laufe der Sitzungen kann ich dem Paar die Wichtigkeit eines *täglichen Wetterberichts* vermitteln. Man muss sich regelmäßig verabreden, um sich darüber auszutauschen, was man erlebt hat. *Was fand ich schön, was liegt mir quer, was wünsche ich mir?*

Diesen »Wetterbericht« – den ich übrigens gerade viel beschäftigten Paaren häufiger empfehle – haben die V.s erfolgreich in ihren Alltag integrieren können. In der Sitzung, in der sie stolz davon erzählen, dass sich dadurch ihre Partnerschaft »erstaunlich wiederbelebt« habe, kommt mir eine Idee. Ich frage: **»Haben Sie schon mal von dem Pümpel-Theorem gehört?«**

Herr V. lacht. »Pümpeln kenn ich, zur Genüge, das andere Wort sagt mir nichts.«

Und ich bekomme Gelegenheit, meine spontane Wortschöpfung zu erklären: »Sie sind doch Spezialisten auf dem Gebiet der Abflussreinigung … Das Pümpel-Theorem – das ist so eine Art Leitsatz – habe ich mir gerade ausgedacht. Es besagt: *Man muss die Abflüsse freihalten, bevor was verstopft.* Wenn sich zu viele emotionale ›Essensreste‹ im Alltag anhäufen und festsetzen, entstehen Staus. Da kann dann schon mal was überlaufen. Sie haben es offenbar in den letzten Wochen geschafft, das Pümpel-Theorem eindrucksvoll zu bestätigen, indem Sie für entspannten, regelmäßigen Abfluss gesorgt haben. Alle Achtung! Gut war natürlich auch, dass Sie Ihre Kinder zu mir als Installations-Notdienst geschickt haben …«

»Wieder was gelernt«, schmunzelt Herr V. »Das sag ich doch immer: Pümpeln nützt meistens.«

Es hat also mal wieder geklappt mit einem besonderen Ankoppeln → erstes Kompass-A.

6. Notausgänge & Verstörungen

88 Manchmal geht es in der Beratung richtig drunter und drüber. Die Köpfe rauchen, die Sinne schwinden. Wo geht die Reise überhaupt hin, was für ein Angebot könnte »der Ausweg aus der Verwirrung sein«? Dafür habe ich, ergänzend zu dem Ideen-&-Input-Pool, abschließend noch ein paar Vorschläge herausgefiltert, die explizit dazu geeignet sind, eine spezielle Aufmerksamkeitsfokussierung (→ drittes Kompass-A) zu erreichen.

Beginnen möchte ich dabei mit einer einfachen Frage, die mir beim gedanklichen Stöbern in meinem Erinnerungsarchiv besonders häufig unterkam. Sie holt mäandernde Vielrednerinnen und schwammig-ausführliche Nichtssager zurück ins Hier & Jetzt. Sie ist möglicherweise etwas dreist, dafür aber enorm effektiv: **»Erinnern Sie meine Frage noch?«** (Und dazu ein freundliches Lächeln)

Die damit verbundene, in den Gesichtern erkennbare Verstörung ist gewollt und willkommen. Die Frage erzwingt die Re-fokussierung auf den durch Abschweifung und Nebelkerzen durchtrennten »roten Faden«, erfordert aber natürlich vorab die Abwägung, ob die Beziehung sie tragen wird.

Herr E. (→ 19 f., → 50 f.) ist tatsächlich irritiert, hatte er doch gerade wieder ausführlich seine »Manager-Sicht« der Dinge ausgebreitet.

»Meine Frage war: Was haben Sie von dem verstanden, was Ihre Frau eben gesagt hat?«, wiederhole ich meine Frage von vor zwei Minuten (→ 44). »Kann es sein, dass Sie manchmal aneinander vorbeireden, weil Sie sich gar nicht auf das beziehen, was Ihre Frau gesagt hat?«

Ich sehe im Augenwinkel, dass Frau E. zustimmend nickt.

Eine ähnlich knappe und oft verwendete Verstörungsoption von Abschweifern und Zustimmungs-Heischern klingt so: **»Ich glaube, ich selbst muss das inhaltlich im Detail nicht verstehen. Es geht hier ja um Sie beide. Haben Sie es verstanden, was Ihr Mann gemeint hat, Frau E.?«** und so weiter.

*

89 In der Beratung geht es also oft um kreative Formulierungen, mit denen wir (wieder) »den Fuß in die Tür bekommen«, um vermutlich altbekannte Streitschleifen und unergiebiges Aneinandervorbeireden zu unterbrechen. Wie wäre es da mit der unschuldig vorgetragenen Frage: **»Moment mal eben, hatten Sie mit dieser Form der Auseinandersetzung in der Vergangenheit schon jemals Erfolg?«** In der Regel folgt ein betroffenes, meist aber dankbares Innehalten, verbunden mit erwartungsvollen Blicken, die ausdrücken: Sagen Sie uns bitte, wie wir es anders machen können.

Und wenn ich ganz »krawallig« drauf, aber sicher bin, dass die Stimmung so etwas trägt, frage ich das schon länger streitende Paar: **»Soll ich mal kurz rausgehen und Sie diskutieren das unter sich aus?«** Dann stoppt der Streit, auch wenn er noch lange nicht »entschieden« war, und ich bekomme eine neue Chance.

Dem Gestalt-Therapeuten Fritz Perls (1893–1970) wird nachgesagt, er solle sogar einmal während einer Sitzung eingeschlafen sein, um zu schauen, was passiert. Lustige Idee, die wahrscheinlich tatsächlich ausreichend Verwirrung stiftet, aber vielleicht ist die Geschichte auch ein charmantes Gerücht.

*

90 Meine Lieblings-Notausstieg-Intervention für anhaltend bzw. eskalierend streitende Paare möchte ich jetzt ohne ablenkendes Drumherum, sozusagen pur und in einem imaginierten Goldrahmen, wirken lassen. Sie lautet: **»Wollen Sie recht behalten oder eine Beziehung? – Beides gleichzeitig geht nicht.«**

Ich weiß nicht, wer diese zugespitzte Formulierung ursprünglich zuerst verwendet hat, und ja, sie ist wahrscheinlich eine rhetorische Frage, aber dafür ungeheuer wirkungsvoll und bestens geeignet, um immer wieder auf sie zurückzukommen. **»Wollen Sie recht behalten oder eine Beziehung? – Beides gleichzeitig geht nicht.«**

*

91 Wenn dann eine Pause mit einem fruchtbaren Nachsinnen eingetreten ist und zum Beispiel Frau P. (→ 77 f.) sagt: »Ja, natürlich möchte ich unsere Beziehung retten«, dann ist es Zeit für die Intervention, die in meiner Privatstatistik der am häufigsten formulierten Vorschläge auf Platz 1 liegt: **»Sie brauchen ein Stop-Signal!«**

»Klappt nicht«, sagt Herr P. sofort, »haben wir alles schon ausprobiert.«

»Was genau haben Sie schon ausprobiert?«, frage ich nach.

»Wenn ich energisch Stop sage, redet Babette trotzdem weiter und meint: ›Immer willst du dich verpissen!‹«

»Ja, das stimmt. Es fällt mir schwer, Claus dann in Ruhe zu lassen.«

»Ist die Idee eines eindeutigen Stop-Signals denn trotzdem interessant für Sie? – **Und zwar ein einvernehmliches Zeichen, das seinen Zweck, einen destruktiven Streit wirklich zu unterbrechen, erfüllen kann?«**

»Klingt gut«, findet Herr P., und seine Frau fragt: »Was schlagen Sie vor?«

»Sie verabreden hier und heute ein verbindliches Wort oder eine Geste als Signal für eine Auszeit, weil Sie sich einig darüber sind, dass fortgesetzter Streit auf die Substanz geht und Ihnen der Erhalt Ihrer Beziehung wichtiger ist. Beide können dieses Signal einsetzen und beide halten sich daran, den Clinch damit tatsächlich zu beenden. Was könnte das für ein Wort oder eine Geste sein? Es muss ausreichend ausgefallen sein, dass es auch wirklich als Code-Wort für ein Stop erkenntlich ist, wenn die Wogen hochgehen.«

»Wie wär's mit Rettungsring?«, schlägt Herr P. vor.

»Klingt gut«, sage ich.

»Ich finde ›Rettungsring‹ etwas sperrig. Wollen wir es nicht kurz und knapp halten? Ginge nicht auch einfach ›Ring‹?«, fragt Frau P.

»Okay, Ring – und Stop!«, fasst Herr P. zusammen.

»Moment«, greife ich wieder ein. »Ring ist der erste Teil der Verabredung zur Rettung Ihrer Beziehung. Und es kommt noch ein zweiter, ebenso wichtiger Teil hinzu. Denn was es oft so schwer macht, einen Streit zu beenden, ist ja das Gefühl, dass ich dann vielleicht verloren haben könnte oder die Sache einfach ungeklärt im Sande verläuft. Darum braucht der, der nicht Stop gesagt hat, die Gewissheit, dass das Gespräch damit nicht auf ewig beendet ist. So lautet der zweite Teil der Abmachung: **Wer ›Ring‹ gesagt hat, nimmt, wenn sich beide beruhigt haben, den Kontakt wieder auf. Also: Wer rausgeht, muss auch wieder reinkommen.** Das ist die Idee hinter dem schönen Satz: **Schmiedet das Eisen, solange es kalt ist.«**

»Das ist genau das, was mir immer gefehlt hat«, sagt Frau P. »Machst du mit, Claus? Das könnte doch gehen, oder?«

»Ein Versuch ist's allemal wert!«

Ich fasse zusammen: »Es gilt also das Stop-Signal ›Ring‹ als verabredet plus Zusatzregel: Wer rausgeht, muss auch wieder reinkommen. Super!«

*

92 Ein anderer »Notausstieg«, der immer geht – allerdings als Überraschung nur einmal pro Beratung – ist folgende Intervention für besonders verfahrene Situationen: »Angenommen, Sie gehen heute Abend ins Bett, machen sich noch ein paar Gedanken über die heutige Sitzung, schlafen ein. – **Und während Sie schlafen, passiert ein Wunder.** Wenn Sie dann morgens früh aufwachen, sind Ihre Schwierigkeiten, Ihre Probleme gelöst, ohne dass Sie dies bewusst gemerkt haben. **Woran werden Sie es merken, dass das Wunder passiert ist?«**

Ja, genau, das ist die berühmte *Wunderfrage,* die der amerikanische Therapeut Steve de Shazer (1940–2005) für seine Lösungsorientierte Kurzzeittherapie entwickelt hat.

Mittlerweile ist diese *Wunderfrage* – obwohl sein Erfinder forderte, sie exakt im ursprünglichen Aufbau zu verwenden – in diversen Formulierungen verbreitet. Geeignet scheint sie mir insofern auch für die Beratung von Paaren. Ihr Potenzial, gedanklich die »Ja-aber-Hemmnisse« des Beziehungsalltags zu überwinden, zeitigt immer wieder erfrischende Antworten.

So sagt Herr D. (→ 15 ff. und → 73 f.) ohne langes Zögern: »Ich hätte Sylvia am Morgen wieder einen Kuss gegeben.«

Schon diese spontane Antwort entfaltet eine positive Wirkung. *Es wäre möglich! Wir könnten an gute Zeiten anschließen.* Es müsste nur ein kleines Wunder passieren – oder wir müssten es einfach nur »machen«!

Frau D. scheint in Gedanken zu prüfen, wie sie das fände, wenn ihr Mann sie morgens wieder küssen würde, und sagt dann: »Ich würde es daran merken, dass ich mich tagsüber darauf freue, dass Martin nach Hause kommt.«

»Martin gibt Sylvia morgens einen Kuss, und Sylvia freut sich, dass Martin nach Hause kommt«, fasse ich zusammen. »Wunderbar!«

Es gibt diverse präzisierende Nachfragen zur »Basis-Wunderfrage«, die heutzutage leicht im Internet zu finden sind. Eine davon ist: **»Wie wäre es, wenn Sie zukünftig einmal am Tag für fünfzehn Minuten so täten, als wäre das Wunder bereits eingetreten, ohne es Ihrer Frau oder Ihrem Mann zu sagen?«**

Die Botschaft: *Es liegt in Ihrer Macht, ob Wunder geschehen!* Und: Sie können es einfach mal ausprobieren.

93 Der erwähnte Irvin D. Yalom (*1931, → 57), übrigens mein Vorbild, Geschichten aus Therapie und Beratung zu erzählen, hat eine gediegen einfache und gleichzeitig großartige Übung entwickelt, die ich gerne auch in der Paarberatung einsetze. Sie führt, abseits von allem Streiten, Clinchen und Hadern, zurück auf das Wesentliche und die Frage: *Was will ich wirklich – mit mir, mit dir, mit uns?* Yalom beschreibt diese Übung u. a. in seinen Memoiren *Wie man wird, was man ist* (→ Literatur, S. 246). Dabei bittet er seine Patienten, auf einem Blatt Papier einen einfachen Strich zu zeichnen, und fährt fort: **»Lassen Sie das eine Ende für Ihre Geburt stehen und das andere für Ihren Tod. Jetzt markieren Sie bitte auf dem Strich, wo Sie gerade sind, und machen sich darüber Gedanken.«** Und Yalom fügt hinzu: »Diese Übung verfehlt selten den Effekt, das Bewusstsein für die Vergänglichkeit des kostbaren Lebens zu stärken.«

Ein Jahr nach unserer letzten Sitzung bekomme ich von dem Paar C. (→ 8 ff. und → 35) eine Einladung zur Hochzeitsfeier. Im handgeschriebenen Begleitbrief teilt Sarah C. mit: »Wir haben uns nun doch getraut und möchten das gerne auch mit Ihnen feiern. Sie haben einen erheblichen Anteil daran, dass wir Ja zueinander gesagt haben. Die Übung mit dem Lebensstrich hat noch einmal vieles bei uns in Bewegung gesetzt, und nun bin ich sogar schwanger.

PS: Wir würden uns sehr freuen, wenn Sie zu unserer Feier kommen! Sie können auch gerne Ihre Frau mitbringen.«

Da sage noch mal jemand, Paartherapeut sei kein toller Beruf.

94 Beim weiteren behutsamen Aufschnüren des voll bepackten Themen-Rucksacks des Ehepaars N. (→ 67ff.) – sie Mutter von drei Kindern, von denen das zweite, Julian, behindert ist, er Chefredakteur – sind wir beim Thema »Umzug ohne Konsens« angelangt. Frau N. fühlt sich nach wie vor übergangen in ihrem Wunsch, damals nicht schon wieder das Umfeld wechseln zu müssen. Lars N. hatte vor fünf Jahren ein Angebot eines großen Verlages angenommen, »das ich nicht ausschlagen konnte«.

Ich wage wieder den vorsichtigen Einstieg: »Haben Sie den Eindruck, Ihr Mann hat verstanden, wie es Ihnen damals ging?«, wende ich mich an Frau N.

»Nein, Lars sagt immer: ›Wir haben es doch gut, du musst auch mal das Positive sehen!‹ Dabei sitzt das noch wie ein Stachel in mir, dass du damals einfach über meinen Kopf hinweg entschieden hast.«

Zeit für die Joker-Intervention *Rollentausch*, kommt es mir in den Sinn, und ich frage: »Wären Sie bereit zu einem kleinen Experiment?«

»Was haben Sie denn vor?«, will sich Herr N. vergewissern.

»Sie würden einfach Ihre Stühle tauschen und sich dann in den jeweils anderen hineinversetzen. Sie wechseln also mit Ihren Stühlen Ihre bekannten Rollen *und* Perspektiven. Und ich würde Sie wechselweise interviewen.«

Frau N. steht zuerst auf und wartet darauf, dass ihr Mann es ihr gleichtut.

»Prima. Und jetzt kommt es darauf an, dass Sie, Herr N., sich in Beatrice einfühlen, und Sie, Frau N., in Lars.« Ich warte einen Moment und wende mich zuerst an Herrn N.

im Stuhl seiner Frau: »Wie war das eigentlich damals vor fünf Jahren für Sie, Frau N., als Ihr Mann das attraktive Jobangebot bekam? – Würden Sie das Ihrem Mann noch einmal in Ruhe erklären?«

Herr N. sitzt nachdenklich da und versucht sich auf die Erlebensweise seiner Frau zu konzentrieren. Die erste Wirkung der Übung ist schon erreicht.

»Das war keine schöne Zeit«, beginnt Herr N. stockend. »Julian war gerade fünf, und wir mussten überlegen, ob und wo er beschult werden könnte. Ich fühlte mich sehr erschöpft. Ich wusste nicht, wie ich da überhaupt einen Umzug schaffen sollte …«

Bei solchen suchend vorgetragenen Sätzen setzt die zweite Wirkung dieser Übung ein: Frau N. hört aus dem Mund ihres Mannes *Verstehen und Mitgefühl,* was sie wahrscheinlich lange vermisst hat.

Ich interviewe Herrn N. im Stuhl seiner Frau weiter, um diese nährende Wirkung noch zu steigern, bis auch ich die Seiten wechsele und Frau N. in der Rolle ihres Mannes frage: »Und wie war das damals für Sie, als Sie das tolle Angebot bekamen?«

»Ich wusste sofort: So was wird es nicht noch mal geben. Das musst du machen!«

»Sie waren sofort entschieden?«

»Ja, und zuversichtlich, dass wir uns damit noch mal richtig verbessern würden. Ich habe gehofft, dass das auch Beatrice anstecken könnte.«

Das Ganze ist eine Frage der Konzentration, sowohl für mich als *Über-Kreuz-Fragenden* als auch für die Interviewten.

Die dritte, meist überraschende Wirkung tritt ein, wenn sich die Partner nach dem Gespräch bestätigen, dass sie nicht ahnten, wie viel des eigenen Erlebens doch schon beim Gegenüber angekommen war. Fazit: Eine intensive und meist neu verbindende Übung, die altes »Nicht-verstanden-Fühlen« verflüssigen kann.

Apropos *Stühletausch.* Wirkungsvoll in »Sackgassen-Situationen« ist auch die Bitte an das Paar, sich zwei Stühle vom Stapel in der Praxisecke zu nehmen und sich neben mich zu setzen: **»Sie sind ja die Experten für Ihre Beziehung.** Ich brauche jetzt einfach mal Ihre Hilfe. Wenn Sie dieses sehr belastete Paar mit einigen schwierigen Rucksack-Themen hier in den zwei Sesseln so sitzen sehen. **Was würden Sie ihm sagen?«**

Schon allein die räumliche und innere Distanzierung »von sich selbst« zeitigt ein Umdenken, die Ansprache als Experten und Beratungs-Kollegen tut ein Weiteres. Diese Form eines besonderen *Reflektierenden Teams* (nach Tom Andersen (1936–2007) → Literatur) wird in der Regel ebenfalls als entlastend und hilfreich erlebt.

*

95 Manchmal – nein, eigentlich erstaunlich oft – sind es buchstäblich Kleinigkeiten, die den Bestand von Beziehungen gefährden. Dazu erzähle ich jetzt noch die Geschichte vom Tomatenfleck auf dem Teppichboden.

Ann-Kathrin und Oliver W. hatten vor einem Jahr beschlossen zu heiraten und mit ihren vier Kindern – je zwei aus verschiedenen Vorbeziehungen – zusammenzuziehen. Das Gesamtprojekt »gestaltete sich, vorsichtig ausgedrückt, schwierig« (Zitat Frau W.), und beide Partner sind am Ende ihrer Kräfte. Kurz: Der Tank der beiden ist im unteren Bereich der »Reserve«.

Das führt zu häufigen Klagen darüber, was der jeweils andere fortgesetzt nicht gemacht/geschafft hat. »Oliver verspricht immer wieder etwas, das er dann nicht einhält, und hat dafür tausend Ausreden. Das macht mich total mürbe!«, klagt Frau W. Zusätzlich ist es bereits in diversen Streits zu heftigen Verletzungen – und sogar zu Handgreiflichkeiten – gekommen, die das gegenseitige Vertrauen unterhöhlt haben.

Die Lage ist wirklich ernst, weil im fortgesetzten Alltagsstress keine Energie mehr übrig ist, den zitierten *liebevollen Blick auf die Nöte des anderen* (→ 68) zu praktizieren. So frage ich intuitiv: **»Nur mal angenommen, es würde sich in der nächsten Zeit nichts ändern ... Wie lange würden Sie noch durchhalten?«**

Das Verstörende dieser Frage ist in den Gesichtern der beiden abzulesen.

Frau W. antwortet schließlich leise: »Wahrscheinlich nicht mehr lange?«

»Und was sagen Sie, Herr W.?«

»Ich hoffe ja, dass wir es doch noch schaffen können. Aufgeben passt für mich noch nicht.«

»Haben Sie denn eine Idee? **Welche hilfreiche Maßnahme hat sich in besonders stressigen Zeiten bisher schon bewährt?«**

»Ich würde gerne mal wieder mit meiner Frau und ohne die Kinder verreisen. Wir haben uns als Paar total aus den Augen verloren.«

96 »Super Idee! – Wie finden Sie das?«, frage ich Frau W.

Die reagiert ernüchternd: »Das hat er schon so oft vorgeschlagen und dann nichts gemacht. Außerdem geht das nicht mit den Kindern und unseren Jobs.«

Ich gehe diesmal, wie sonst üblich, nicht darauf ein, dass ein Sprechen über Anwesende in der dritten Person in der Paarberatung nicht sonderlich hilfreich ist, sondern frage stattdessen: »Gäbe es denn ein Ziel, wo Sie gerne mit Oliver hinfahren würden?«

»Prag«, ist die einsilbige Antwort.

»Dürfte Ihr Mann Sie überraschen, indem er ein Wochenende in Prag für Sie zwei organisiert?«, höre ich mich noch fragen. Aber dann kommt der Satz, der das kleine Pflänzchen der Hoffnung zerschreddert.

»Weißt du was, Oliver?«, richtet sich Frau W. jetzt (»vorbildlich«) direkt an ihren Mann. »Weißt du, woran ich die ganze Zeit denken muss, während wir hier über einen Kurztrip nach Prag und Zweisamkeit schwadronieren? – An deinen Tomatenfleck auf dem Teppichboden im Wohnzimmer. Wann wolltest du den eigentlich endlich wegmachen?«

Herr W. versucht noch, mit einem Witz die Situation zu retten: »Sie müssen nämlich wissen, mein zweiter Vorname ist eigentlich Tommy …«

»Nicht lustig«, sagt Frau W. kühl, und wir sind wieder bei null.

Ich überlege einen Moment und platziere dann eine meiner letzten Notausgangs-Optionen:

»Was würden Sie eigentlich machen, wenn ich Ihnen erklären würde, dass ich nichts weiter für Sie tun kann?«

Herr W. reagiert zuerst: »Es bei einem Kollegen von Ihnen versuchen?«

»Okay, kann schon sein, dass ich nicht der Richtige für Sie bin, ich meinte es allerdings noch ein bisschen grundsätzlicher: **Was würden Sie machen, wenn es überhaupt keine Paartherapeuten auf der Welt gäbe?«**

»Prag?«, schlägt Herr W. fragend vor. Seine Frau schüttelt den Kopf.

»Kann es sein, dass Sie, Frau W., sich darüber klarwerden müssten, ob Sie sich von Ihrem Mann wirklich trennen wollen?« (siehe auch → 23)

»Ja, das weiß ich«, sagt Frau W.

»Und wie könnten Sie dabei zu einer guten Entscheidung kommen?«

»Vielleicht sollten wir uns einmal zu zweit verabreden?«

So haben wir es dann, mit ausdrücklicher Zustimmung von Herrn W., auch gemacht und erst mal ausgiebig darüber gesprochen, wie Frau W. überhaupt wieder selbst zu Kräften kommen konnte.

Irgendwann kam dann Prag doch wieder ins Spiel.

*

97 »Ich habe eine ganz tolle Frau im Internet kennen und lieben gelernt«, hatte Herr Z., 52, Pharmareferent mit zwei erwachsenen Kindern aus erster Ehe, am Telefon gesagt. »Das Dumme ist nur, sie wohnt in einer Kleinstadt bei Bamberg und ich in Hamburg. Wir pendeln jetzt schon zwei Jahre an den Wochenenden, aber langsam geht uns die Puste aus. Und jetzt kommt's: Wir können uns einfach nicht einigen, wo wir hinziehen könnten, um zusammen glücklich zu werden. Manuela kann sich Hamburg partout nicht vorstellen, ich will hier nicht weg, und irgendwo in der Mitte noch mal ganz neu anfangen? Wir finden da einfach keine Lösung.«

In Zeiten des Internets eine nicht unübliche Konstellation – zum Glück finden wir Termine, wenn Manuela, 45, selbstständige Apothekerin, nach Hamburg kommt. Beide wollen wirklich »nichts unversucht lassen«.

Wir schauen uns alle Optionen, die die beiden bereits schon ausführlich diskutiert haben, gemeinsam an. Beide ringen um eine Lösung zu ihren Gunsten, machen auch vage Kompromissvorschläge, und doch ist zu spüren, dass der jeweils andere nicht glücklich mit so viel Veränderung werden würde. In der vierten Sitzung setze ich meinen letzten *Joker* ein und sage: »Nun ringen Sie schon so lange um einen guten Mittelweg. Mein Eindruck ist: **Die Lösung ist, dass es keine Lösung gibt. Was würde das für Ihre Beziehung bedeuten?«**

Diese vermeintlich desillusionierenden Worte aus Beratermund können in festgefahrenen Patt-Situationen den »Druck rausnehmen« und das gemeinsame Nachdenken darüber anregen, wie das Leben und/oder die Beziehung auch *ohne Lösung* weitergehen kann und wird. Lösungsorientierung ist ja – auch im Beratungsgeschäft – geradezu zum Mainstream geworden. Dabei ist und bleibt so vieles in der Welt im Allgemeinen und in Partnerschaften im Besonderen eben *nicht lösbar* (siehe auch → 76). Der Kollege Martin Koschorke (*1939) hat sogar ein Buch darüber mit dem Titel geschrieben: *Lösbare und unlösbare Aufgaben in der Paarberatung* (→ Literatur). Unlösbares gibt es in jeder Paarkonstellation, und wir können viel Energie sparen, wenn wir uns das ohne weitere Schuldzuweisung eingestehen.

Dieser nüchterne und trotzdem mitunter befreiende Schlüsselsatz gehört auf jeden Fall in den Interventionskoffer jedes Beraters.

Die Z.s. glaubten an ihre Liebe und waren mutig. Wie sie mir zwei Jahre später schrieben, haben sie einen Neustart in Lüneburg gewagt und dort eine Apotheke erworben.

7. Bis zum nächsten Mal

98 Langsam nähert sich das Ende – das Ende einer imaginierten Sitzung *und* das Ende dieses Buches. Den Ausklang bildet dabei ein bewährter Fragen-Dreiklang unter der Überschrift *Bis zum nächsten Mal.* Irgendwann habe ich es begriffen, dass ich das Sitzungsende ungefähr eine Viertelstunde vorher einläuten muss, um die Sache einigermaßen »rund« abschließen zu können.

Unkompliziert ist als Auswirkungsüberprüfung (und viertes Kompass-A) die Standardfrage: **»Wie war das heute für Sie?«**

»Gut« ist dann eine häufige erste Antwort. Auch Herr S. (→ 80) wählt sie diesmal.

Mittlerweile frage ich – wie erwähnt und ohne nachzudenken – nach: »Und was genau fanden Sie gut?« (→ 59)

»Na, diese Übung, wie wir um das Blatt Papier gerangelt haben, die fand ich klasse.«

»Ja, das war mal was anderes«, ergänzt sein Partner, »mich hat sie nachdenklich gemacht, wie wir wirklich miteinander umgehen wollen.«

»Das freut mich! **Wie fanden Sie denn unsere Zusammenarbeit insgesamt? Sollten wir irgendetwas ändern?«**

»Für mich hat es gut gepasst«, antwortet Herr S., »ich für meinen Teil würde gerne wiederkommen. Was meinst du, Nico?«

»Ich habe mich auch wohlgefühlt. Würden wir dann beim nächsten Mal eine andere Übung machen?«

»Wir machen das, was Sie wollen und an Themen mitbringen. Vielleicht überlegen Sie vorab schon mal, was Sie beim nächsten Mal besprechen möchten. Und ich bringe dann meine Ideen auch wieder mit ein.«

99 In den letzten Sitzungsminuten vergegenwärtige ich mir in Gedanken noch einmal die formulierten Anliegen und Aufträge (→ zweites Kompass-A) sowie die Antworten auf meine Frage »Was wäre nach einer erfolgreichen Zusammenarbeit anders?«.

Frau A. (→ 2 f. und → 12 f.) hatte geantwortet: »Dann hätte ich wieder ein bisschen Hoffnung, dass mein Mann und ich eine gemeinsame Zukunft haben.«

Da wäre es fahrlässig, nicht danach – in einer Verbindung aus dem zweiten und dem vierten Kompass-A – zu fragen, was mittlerweile mit dieser Hoffnung geschehen ist.

»Ja, die ist wieder lebendig geworden«, sagt Frau A. und ergänzt auf meine Nachfrage, wodurch das bewirkt wurde: »Helmut und ich haben nach langer Zeit wirklich wieder miteinander geredet, und das fühlt sich gut an.« So einfach kann es sein.

Ich möchte auch überprüfen, ob sich bei Herrn A. etwas verändert hat. Er hatte ja gesagt – und ich lese es jetzt noch einmal aus meinen Notizen von der ersten Sitzung vor: »Ich hätte vielleicht wieder ein bisschen mehr das Gefühl, dass meine Frau mich noch mag und nicht alles schlecht ist, was ich mache.«

»Das hab ich gesagt?«, fragt Herr A., um Zeit zu gewinnen. »Nein, inzwischen hat Astrid mich sogar schon mal für etwas gelobt, was ich gemacht oder gesagt habe. Das habe ich schon bemerkt.«

»Und wie finden Sie das?«

»Das ist schön, ist doch klar.«

Manchmal bietet es sich auch an, danach zu fragen, was nach der Sitzung passieren wird.

Frau P. (→ 77 f. und → 91) hatte eingangs gesagt: »Für mich wäre es heute schon ein Erfolg, wenn wir uns nach der Sitzung nicht streiten.«

Diese Vorlage hatte ich natürlich aufgenommen und nachgefragt, was passieren müsste, um das zu erreichen. Nun ist die Frage nahezu ein Muss: **»Was werden Sie heute nach der Sitzung tun?«**

Claus P. schaut seine Frau mit einem schelmischen Lächeln an: »Ich würde dich gerne zum Italiener einladen.«

»Aber nicht zu Angelo, da ist es immer so laut, ein bisschen über die Sitzung reden will ich nämlich auch noch mit dir.«

»Oha«, sagt Herr P., »aber nicht streiten, sonst ›Ring‹!«

»Ja, genau«, schmunzelt Frau P.

An der Praxistür sagen beide beim Abschiedshändedruck: »Danke!«

Diesmal frage ich nicht (mehr) nach, wofür genau – und freue mich einfach.

Ich fahre nach Hause, umarme meine Frau und mache ihr eine Liebeserklärung. Dann weiß sie schon, dass die Sitzung ganz gut gelaufen ist.

*

100 Eine der Dreiklang-Fragen zum Abschluss fehlt noch. Mit ihr gilt es, den Schwung der Sitzung gedanklich in den Alltag zu transportieren und die Zuversicht zu steigern: *Wir können die Zukunft gemeinsam gestalten und verbessern.* Um nichts anderes geht es ja in der Beratung.

So frage ich: **»Was konkret nehmen Sie sich für die Zeit bis**

zur nächsten Sitzung vor, auszuprobieren oder anders zu machen?«

Das Ehepaar T. hatte ja mit der »Schuld-Schein-Übung« (→ 81) eine neue erhellende Erfahrung gemacht.

»Ich werde mich noch mehr bemühen nachzuweisen, dass Tanja Schuld hat«, versucht Herr T. einen Witz. Der zündet allerdings nicht wirklich.

»Ist gut, dann mach ich das auch weiter. Darin bin ich sowieso besser als du!«, kontert Frau T. trocken.

Beide schauen sich an – und müssen dann gleichzeitig losprusten.

Offenbar ist die Botschaft der Übung angekommen und die T.s können sich auch mit Ironie humorvoll verständigen (→ 41). Auch gut.

Herr T. wird dann wieder ernst und sagt: »Nein, Quatsch, das ist durchaus angekommen, ich werde bis zum nächsten Mal darauf achten, wenn ich versuche, Tanja die Schuld zuzuschieben.«

»Und sagst du es dann auch? Das wäre super. Du darfst mich auch darauf hinweisen, wenn es dir bei mir auffällt«, bietet Frau T. von sich aus an.

»Darf ich dann das nächste Mal nachfragen, wie es gelaufen ist?«

»Wir bitten darum«, schmunzelt Herr T.

Bleibt mir nur noch die letzte Frage: **»Wie wollen wir verbleiben? Wann sehen wir uns wieder?«**

101 bis X Jede Beratungssituation erfordert ihre individuelle Intervention. So reicht der hier beispielhaft vorgestellte Ideen-Pool naturgemäß nicht aus und wird durch Ihre nach oben offene Ideen-Skala ergänzt. Viel Vergnügen und Erfolg!

Zusatzzahl

Am Anfang stehen die vier großen Kompass-A.

Am Ende dieses Buches nach 100 Schlüsselsätzen versuche ich – in guter A-bis-Z-Tradition – als Zusatzzahl eine kleine Zusammenfassung.

Diese Buchreihe heißt »kurz & wirksam« und nicht »lang & weilig«. Darum muss ich um Entschuldigung bitten, dass ich die »Kurz«-Geschichten in diesem Buch nicht vollständig und schon gar nicht zu Ende erzählen konnte. Manchmal erleben wir als Berater ein Ende mit, manchmal einen Neuanfang, und manchmal weiß man gar nicht so recht, wie es weitergeht. Das ist unser Job.

Die Themen, Anliegen und Aufträge in der Paarberatung sind, wie wir gesehen haben, vielfältig: Auseinanderleben, Berufsstress, Eifersucht und Untreue, Entfremdung, eskalierende Streits, Kinderwunsch, Machtgerangel, Patchworkfamilien, Schwiegereltern, Sexualität, Sich-nicht-mehr-geliebt-Fühlen, verlorenes Vertrauen und so weiter.

Bei all diesen Themen ist es wie im Film: Beziehungen sind kompliziert und verwickelt und es gibt – das merkt der aufmerksame Zuschauer – einen entscheidenden Grund: *Es wird gar nicht oder deutlich zu wenig miteinander geredet.* Um die Chancen auf das ersehnte Happy End zu erhöhen, muss Paarberatung die Menschen also wieder (mehr) ins Gespräch bringen, und zwar so, dass die Hoffnung wächst, es auch allein gut zu Hause hinzubekommen.

Die 100 Schlüsselsätze in diesem Buch sind die Essenz meiner Erfahrung in nicht gezählten Paarberatungen. Es sind die Formulierungen, die ich regelmäßig, wenn natürlich auch nicht in jeder Beratung, benutze, und damit der Hauptpool der sprachlichen Interventionen, aus dem ich schöpfe.

Manchmal fühle ich mich auch als *Chirurg*, der statt mit Laser oder Skalpell – ganz vorsichtig – mit Worten operiert.

Es ist völlig klar, dass ich meine Worte je nach Kontext und Situation entsprechend modifiziere, dass spezielle Aufträge speziell angepasste Formulierungen erfordern. So bleibt es dabei: Es sind Live-Beispiele aus der Praxis und entsprechend variabel einzusetzen.

Wie sagt Irvin D. Yalom in seinem Buch *Der Panama-Hut oder Was einen guten Therapeuten ausmacht* so treffend: »Man braucht Technik, um Klavier spielen zu lernen, doch irgendwann, wenn man Musik machen will, muss man die erlernte Technik hinter sich lassen und den eigenen spontanen Einfällen vertrauen.« (S. 49)

In diesem Sinne verrate ich Ihnen ganz zum Schluss noch mein immerwährendes **Grundgesetz der (Paar-)Beratung.** ☺ Es lautet wie folgt:

Paragraf 1: In der Regel kommt es anders, als du denkst.

Das heißt: Schema F funktioniert nicht.

Daraus folgt **Paragraf 2: Bleibe achtsam, freundlich und flexibel!**

Alles Gute!

Eine kleine Auswahl von Literatur, auf die ich mich bezogen habe und die ich empfehlen möchte

Alexander, Ingrid; Lück, Sabine: Ahnen auf die Couch. Den Generation-Code® entschlüsseln und vererbte Wunden heilen. München, Scorpio Verlag, 2016

Andersen, Tom (Hg.): Das Reflektierende Team – Dialoge und Dialoge über die Dialoge. Dortmund, Verlag Modernes Lernen, Systemische Studien, Band 5, 6. Auflage 2018

Beaulieu, Danie: Impact-Techniken für die Psychotherapie. Heidelberg, Carl-Auer Verlag, 6. Auflage 2013

Beilfuß, Carmen: Ein Himmel voller Fragen – Systemische Interviews, die glücklich machen. Heidelberg, Carl-Auer Verlag, 2. Auflage 2017

Bode, Sabine: Die vergessene Generation – Die Kriegskinder brechen ihr Schweigen. Stuttgart, Klett-Cotta Verlag, 20. Auflage 2015, und alle weiteren Bücher von Sabine Bode zum Thema

Bösel, Sabine; Bösel, Roland: Warum bist du immer so? – Wie Ihre Kindheit sich auf Ihre Partnerschaft auswirkt – und wie Sie damit umgehen. München, Goldmann Verlag, 2015

Chapman, Gary: Die fünf Sprachen der Liebe – Wie Kommunikation in der Ehe gelingt. Marburg, Verlag der Francke-Buchhandlung, 14. Auflage 2016

Clement, Ulrich: Systemische Sexualtherapie. Stuttgart, Klett-Cotta Verlag, 2016

Cöllen, Michael: Lieben, Streiten und Versöhnen – Regeln und Rituale für Paare. Stuttgart, Kreuz Verlag, 2003

Cöllen, Michael: Paradies im Alltag – Paare gestalten das Glück ihrer Liebe. Freiburg, Kreuz Verlag, 2014

Cöllen, Michael: Lieben & Verzeihen – Wie sich Paare wiederfinden. Freiburg, Herder Verlag, 2017

Drexler, Katharina: Ererbte Wunden heilen – Therapie der transgenerationalen Traumatisierung. Stuttgart, Klett-Cotta Verlag, 2. Auflage 2018

Gottman, John M.: Die 7 Geheimnisse der glücklichen Ehe. Berlin, Ullstein Taschenbuch Verlag, 12. Auflage 2014

Gottman, John; Silver, Nan: Die Vermessung der Liebe – Vertrauen und Betrug in Paarbeziehungen. Stuttgart, Klett-Cotta Verlag, 6. Auflage 2018

Gray, John: Männer sind anders. Frauen auch. München, Goldmann Verlag, 2009

Hammel, Stefan: Alles neu gerahmt! Psychische Symptome in ungewöhnlicher Perspektive. München, Ernst Reinhardt Verlag, 2016

Hansen, Hartwig: A bis Z der Interventionen in der Paar- und Familientherapie – Ein Praxishandbuch. Stuttgart, Klett-Cotta Verlag, 5. Auflage 2017

Hansen, Hartwig: Respekt – Der Schlüssel zur Partnerschaft. Stuttgart, Klett-Cotta Verlag, 5. Auflage 2018

Hansen, Hartwig: Die Liebe wiederfinden – Schlüsselszenen aus der Paartherapie. Bonn, balance buch+medien Verlag, 2009

Hartmann, Alexandra: Meine Bedürfnisse, Deine Bedürfnisse – Dem inneren Kind in der Partnerschaft Raum geben. Stuttgart, Klett-Cotta Verlag, 2017

Heer, Klaus: WonneWorte – Lustvolle Entführung aus der sexuellen Sprachlosigkeit. Zürich, Salis Verlag, 2007

Hildenbrand, Bruno: Einführung in die Genogrammarbeit. Heidelberg, Carl-Auer Verlag, 4. Auflage 2011

Hildenbrand, Bruno: Genogrammarbeit für Fortgeschrittene – Vom Vorgegebenen zum Aufgegebenen. Heidelberg, Carl-Auer Verlag, 2018

Hötker-Ponath, Gisela: Trennung ohne Rosenkrieg – Ein psychologischer Wegweiser. Stuttgart, Klett-Cotta Verlag, 3. Auflage 2018

Holzberg, Oskar: Schlüsselsätze der Liebe – 50 kluge Gedanken, die Ihre Beziehung verbessern können. Köln, DuMont Verlag, 3. Auflage 2017

Holzberg, Oskar: Neue Schlüsselsätze der Liebe – Was Beziehungen scheitern und was sie gelingen lässt. Köln, DuMont Verlag, 2017

Jellouschek, Hans: »Warum hast du mir das angetan?« – Untreue als Chance. München, Piper Verlag, 12. Auflage 2011

Jellouschek, Hans: Wie Partnerschaft gelingt – Spielregeln der Liebe. Beziehungskrisen sind Entwicklungschancen. Freiburg, Herder Verlag, 10. Auflage 2013

Jellouschek, Hans: Der Schlüssel zur Treue – Warum es sich lohnt, für die Liebe zu kämpfen. Freiburg, Herder Verlag, 2016

Jellouschek, Hans: Trennungsschmerz und Neubeginn – Wie aus Abbrüchen Aufbrüche werden. Freiburg, Herder Verlag, 2017

Kindl-Beilfuß, Carmen: Fragen können wie Küsse schmecken – Systemische Fragetechniken für Anfänger und Fortgeschrittene. Heidelberg, Carl-Auer Verlag, 8. Auflage 2018

Konrad, Sandra: Liebe machen – Von der Überforderung eines Gefühls und wie Beziehungen trotzdem gelingen. München, Piper Verlag, 2016

Koschorke, Martin: Männer haben keine Probleme. Männer lösen Probleme. Das ist das Problem. Freiburg, Kreuz Verlag, 2014

Koschorke, Martin: Keine Angst vor Paaren! Wie Paarberatung und Paartherapie gelingen kann. Praxishandbuch. Stuttgart, Klett-Cotta Verlag, 3. Auflage 2016

Koschorke, Martin: Lösbare und unlösbare Aufgaben in der Paarberatung – Die Paardynamik in Supervision und Selbstsupervision. Stuttgart, Klett-Cotta Verlag, 2017

Leman, Kevin: Geschwisterkonstellationen. Die Familie bestimmt Ihr Leben. Landsberg am Lech, mvg-Verlag, 11. Auflage 2016

Levold, Tom; Wirsching, Michael (Hg.): Systemische Therapie und Beratung – das große Lehrbuch. Heidelberg, Carl-Auer Verlag, 2. Auflage 2016

Mary, Michael: Der kleine Paarberater – 66 Hinweise zu Themen der Paarbeziehung. Lüttow, Henny Nordholt Verlag, 2015

Mary, Michael: Wie Männer und Frauen die Liebe erleben – Die rollenspezifische Wahrnehmung der Liebe. Lüttow, Henny Nordholt Verlag, 2015

Massing, Almuth; Reich, Günter; Sperling, Eckhard: Die Mehrgenerationen-Familientherapie. Göttingen, Vandenhoeck & Ruprecht, 5. Auflage 2006

McGoldrick, Monica; Gerson, Randy; Petry, Sueli: Genogramme in der Familienberatung. Göttingen, Hogrefe Verlag, 4. Auflage 2016

Moeller, Michael Lukas: Die Wahrheit beginnt zu zweit – Das Paar im Gespräch. Reinbek, Rowohlt Verlag, 37. Auflage 2017

Moeller, Michael Lukas: Worte der Liebe – Erotische Zwiegespräche – Ein Elixier für Paare. Reinbek, Rowohlt Verlag, 12. Auflage 2015

Nuber, Ursula: Was Paare wissen müssen – 10 Grundregeln für das Leben zu zweit. Frankfurt/Main, Fischer Taschenbuch Verlag, 4. Auflage 2007

Osborn, John Jay: Liebe ist die beste Therapie. Zürich, Diogenes Verlag, 2018

Pease, Allan und Barbara: Warum Männer nicht zuhören und Frauen schlecht einparken. Berlin, Ullstein Buchverlage, Neuausgabe 2017

Prior, Manfred: MiniMax-Interventionen – 15 minimale Interventionen mit maximaler Wirkung. Heidelberg, Carl-Auer Verlag, 15. Auflage 2017

Rauwald, Marianne (Hg.): Vererbte Wunden – Transgenerationale Weitergabe traumatischer Erfahrungen. Weinheim, Beltz Verlag, 2013

Retzer, Arnold: Lob der Vernunftehe – Eine Streitschrift für mehr Realismus in der Liebe. Frankfurt/Main, Fischer Verlag, 5. Auflage 2018

Retzer, Arnold: Systemische Paartherapie. Konzepte – Methode – Praxis. Stuttgart, Klett-Cotta Verlag, 2017

Revenstorf, Dirk: Die geheimen Mechanismen der Liebe – Sieben Regeln für eine glückliche Beziehung. Stuttgart, Klett-Cotta Verlag, 6. Auflage 2018

Rosenberg, Marshall B.: Gewaltfreie Kommunikation – Eine Sprache des Lebens. Paderborn, Junfermann Verlag, 12. Auflage 2016

Sachse, Rainer und Claudia: Wie ruiniere ich meine Beziehung – aber endgültig. Stuttgart, Klett-Cotta Verlag, 8. Auflage 2018

Satir, Virginia: Selbstwert und Kommunikation – Familientherapie für Berater und zur Selbsthilfe. Stuttgart, Klett-Cotta Verlag, 23. Auflage 2018

Schellenbaum, Peter: Das Nein in der Liebe. Abgrenzung und Hingabe in der erotischen Beziehung. München, dtv, 24. Auflage 2013

Schindler, Ludwig; Hahlweg, Kurt; Revenstorf, Dirk: Partnerschaftsprobleme? So gelingt Ihre Beziehung – Handbuch für Paare. Berlin, Heidelberg, Springer Verlag, 5. Auflage 2017

Schlippe, Arist von; Schweitzer, Jochen: Lehrbuch der systemischen Therapie und Beratung I – Das Grundlagenwissen. Göttingen, Vandenhoeck & Ruprecht, 3. Auflage 2016

Schlippe, Arist von; Schweitzer, Jochen: Lehrbuch der systemischen Therapie und Beratung II – Das störungsspezifische Wissen. Göttingen, Vandenhoeck & Ruprecht, 6. Auflage 2015

Schnarch, David: Die Psychologie sexueller Leidenschaft. Stuttgart, Klett-Cotta Verlag, 3. Auflage 2018

Schnarch, David: Intimität und Verlangen – Sexuelle Leidenschaft in dauerhaften Beziehungen. Klett-Cotta Verlag, 8. Auflage 2016

Schulz von Thun, Friedemann: Miteinander reden 1 bis 4. Reinbek, Rowohlt Verlag, diverse Jahre, alle zusammen 2014

Schwartz, Richard C.: Systemische Therapie mit der inneren Familie. Stuttgart, Klett-Cotta Verlag, 8. Auflage 2018

Shazer, Steve de: Das Spiel mit Unterschieden. Wie therapeutische Lösungen lösen. Heidelberg, Carl-Auer Verlag, 6. Auflage 2009

Shazer, Steve de: Der Dreh. Überraschende Wendungen und Lösungen in der Kurzzeittherapie. Heidelberg, Carl-Auer Verlag, 13. Auflage 2015

Simon, Fritz B.; Rech-Simon, Christel: Zirkuläres Fragen – Systemische Therapie in Fallbeispielen – Ein Lernbuch. Heidelberg, Carl-Auer Verlag, 13. Auflage 2018

Stadler, Christian; Spitzer-Prochazka, Sabine; Kern, Eva; Kress, Bärbel: Act creative! – Effektive Tools für Beratung, Coaching, Psychotherapie und Supervision. Stuttgart, Klett-Cotta Verlag, 2016

Stevens, John O.: Die Kunst der Wahrnehmung – Übungen der Gestalttherapie. Gütersloh, Gütersloher Verlagshaus, 19. Auflage 2017

Thiel, Christian: Was glückliche Paare richtig machen – Die wichtigsten Rezepte für eine erfüllte Partnerschaft. Frankfurt/Main, Campus Verlag, 3. Auflage 2015

Thiel, Christian: Streit ist auch keine Lösung – Wie Sie in Ihrer Partnerschaft das bekommen, was Sie wirklich wollen. Hannover, Humboldt Verlag, 3. Auflage 2017

Thiel, Christian: Liebe ist, den Partner nicht so zu nehmen, wie er ist – Wie Sie durch Veränderungen Ihre Beziehung positiv gestalten. München, Südwest Verlag, 2016

Weber, Roland: Paare in Therapie – Erlebnisintensive Methoden und Übungen. Stuttgart, Klett-Cotta Verlag, 3. Auflage 2013

Weber, Roland: Wenn die Liebe Hilfe braucht – Das Partnerschaftsbuch mit Tests und Übungen. Stuttgart, Klett-Cotta Verlag, 2. Auflage 2013

Weber, Roland: Gehen oder bleiben? Entscheidungshilfe für Paare. Stuttgart, Klett-Cotta Verlag, 4. Auflage 2017

Weber, Roland: Navigieren auf Sichtweite – Prozesssteuerung in der Paartherapie. Ein Handbuch für die Praxis. Stuttgart, Klett-Cotta Verlag, 2012

Weber-Boch, G. Enamaria: Vererbte Wunden – Genogrammkarten mit Arbeitsbuch zur Anwendung in Beratung, Coaching und Therapie. Stocksberg, Gesellschaft für systemische Sozialpädagogik, 2015

Welter-Enderlin, Rosmarie: Einführung in die systemische Paartherapie. Heidelberg, Carl-Auer Verlag, 3. Auflage 2018

Wolf, Doris: Wenn der Partner geht … Trennungsschmerz und Liebeskummer bewältigen. Mannheim, pal-Verlag, 30. Auflage 2015

Yalom, Irvin D.: Der Panama-Hut oder Was einen guten Therapeuten ausmacht. München, btb Verlag, 2010

Yalom, Irvin D.: Wie man wird, was man ist – Memoiren eines Psychotherapeuten. München, btb Verlag, 2017